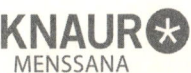

KNAUR ✪
MENSSANA

Über die Autorin:
Dr. Antonie Danz ist Ernährungswissenschaftlerin und zertifizierter Coach. Der Zusammenhang von Ernährung, Gesundheit und Resilienz bildet einen Schwerpunkt ihrer Arbeit, in die sie die Traditionelle Chinesische Medizin (TCM) mit einbezieht. Antonie Danz ist seit vielen Jahren als Ernährungsexpertin und -beraterin in Köln tätig und arbeitet u.a. für die Bundeszentrale für gesundheitliche Aufklärung.
www.a-danz.de

Antonie Danz

Das kleine Buch vom achtsamen Essen

Mit 7-Tage-Programm,
Übungen und Rezepten

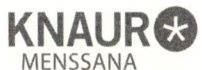

Besuchen Sie uns im Internet:
www.knaur.de
Alle Titel aus dem Bereich MensSana finden Sie
im Internet unter: www.mens-sana.de

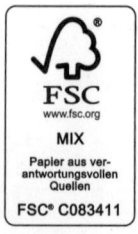

Originalausgabe Juni 2015
© 2015 Knaur Taschenbuch
Ein Unternehmen der Verlagsgruppe
Droemer Knaur GmbH & Co. KG, München.
Alle Rechte vorbehalten. Das Werk darf – auch teilweise –
nur mit Genehmigung des Verlags wiedergegeben werden.
Umschlaggestaltung: ZERO Werbeagentur, München
Umschlagabbildung: FinePic®, München
Yin-Yang-Zeichen: Shutterstock/SVIATLANA-SHEINA
Satz: Adobe InDesign im Verlag
Druck und Bindung: CPI books GmbH, Leck
ISBN 978-3-426-87704-3

2 4 5 3 1

Inhalt

Übungen

Rezepte

Vorwort

Seitdem ich mich mit dem Thema *Achtsamkeit* intensiv beschäftige, fällt mir auf, wie wenig Achtsamkeit für Ernährung aufgebracht wird. Das gilt oft selbst für Menschen, die Achtsamkeit praktizieren und eine bewusste Lebensweise pflegen. Es wird im Stehen und Gehen oder nebenbei während der Arbeit gegessen. Oftmals wird während des Essens über unangenehme, belastende Themen geredet. Ein Bewusstsein für die Bedeutung achtsamen Essens und eine entsprechende Anleitung scheinen offensichtlich zu fehlen.

Im Rahmen von Coaching-Seminaren fiel mir das ganz besonders auf. Vor allem während des Essens wurden irgendwelche schlimmen Ereignisse oder belastende Geschichten erzählt. Möglicherweise deshalb, da in den Seminaren vorrangig Probleme im Fokus der Aufmerksamkeit standen. Woran auch immer es gelegen haben mag. Die Probleme wurden nicht im Seminarraum gelassen, sondern mit an den Esstisch gebracht und mit verdaut.

Es kam wohl nicht von ungefähr, dass viele der Seminarteilnehmer Verdauungsbeschwerden hatten und über Müdigkeit nach dem Essen klagten. Es saßen einfach zu viele schwer verdauliche Informationen mit am Tisch. Die Aufnahmefähigkeit und Verdauungskapazität war zu einem Großteil bereits durch die Gespräche erschöpft. Für die Aufnahme des Essens blieb kein Platz mehr. Die Verdauung, Verarbeitung der *Nahrungsinformation*, bekam kaum Raum und keine Aufmerksamkeit.

Eine achtsame Essensweise ist jedoch nicht nur für eine

gute Verdauung und Verträglichkeit ausgesprochen wichtig. Sie schenkt uns auch Vitalität und Wohlbefinden.

Zwei kleine Geschichten aus meiner Kindheit zeigen meinen ganz persönlichen Bezug zu diesem Thema. Sie machen mein Anliegen und meine innere Haltung zum Essen und Kochen deutlich.

Als Kind, ich muss etwa fünf Jahre alt gewesen sein, bin ich oft zu Fuß oder mit meinem Roller auf Entdeckungsreise gegangen. Besonders gerne in einem riesigen, wunderschönen Garten. Er gehörte zu einem Haus, in dem eine Schulkameradin meines Bruders wohnte. So durfte ich auf den angelegten Wegen durch den Garten streifen und mir von den Sträuchern, Büschen und Bäumen reife Früchte – Beeren, Äpfel, Kirschen und vieles andere – pflücken. Diese wurden direkt in meinen Mund befördert und von mir auf der Stelle genüsslich verspeist. Das war das Paradies!

Die Achtsamkeit, die ich brauchte, um die von der Hausherrin gemachten Vorgaben für den Zugang zu diesem Paradies einzuhalten, waren nicht etwa von Mühe oder Angst beschwert, etwas falsch zu machen.

Vielmehr war sie von einem wertschätzenden Staunen über all das, was es in diesem Garten gab und was ich genießen durfte, begleitet. Mehr noch, ich war von einer großen Freude über all das Schöne ergriffen. Ich vertraute allem, was ich sah, erntete und aß.

Wenn es mir heute gelingt, mit Achtsamkeit zu essen, bin ich wieder in diesem Garten, in einem paradiesischen Zustand und habe das Gefühl, mit der Nahrung, mit allem verbunden zu sein. Das Tun wird zum Sein!

Viele schöne und bedeutsame Momente in meinem Leben haben mit Nahrungsmitteln, Essen und Kochen zu tun. Es ist schon immer etwas, mit dem ich Fürsorge, versorgt sein, Kraft, Vitalität und Glücksgefühle verbinde. Dazu gehört auch das faszinierende Gefühl, sich selbst mit Nahrungsmitteln versorgen zu können. Ganz stolz habe ich mir bereits als kleines Kind selbst ein Ei gebraten. Nicht etwa zu Hause in der Pfanne auf dem Herd, nein. In einer leeren Blechdose, die ich am linken und rechten Rand mit zwei Löchern versehen hatte und durch die ich einen Draht zog. So konnte ich meine eigene *Pfanne* an einem Stock über ein kleines Feuer halten, das ich mir im Garten gemacht hatte. Dort hinein kam das Ei. Sie glauben gar nicht, wie königlich ich mich gefühlt habe, als es tatsächlich funktionierte. Aus dem rohen Ei wurde ein Spiegelei, das ich majestätisch verspeiste.

Wenn ich heute meine wundervolle kleine Tochter während des Essens betrachte, erinnere ich mich oft an diese oder ähnliche Geschichten. Mir wird von ihr immer wieder gezeigt, wie sehr wir die Begeisterung und das Staunen für alles, was wir tun, brauchen, um achtsam zu leben.

Jean Anthelme Brillat-Savarin hat dazu treffend gesagt: »Die Entdeckung einer neuen Speise fördert das Glück mehr als die Entdeckung eines neuen Sterns.«

Wie oft wir uns als Erwachsene jedoch bei dem, was und wie wir essen und kochen, von fernen Sternen leiten lassen, ist schade und scheint mir veränderungswürdig.

Zu oft denken wir an Negatives, Problembehaftetes, zu Vermeidendes, an Zukünftiges oder in der Vergangenheit Liegendes. Oder die schlechten Nachrichten werden während des Essens gar direkt aus der Zeitung, dem Radio oder Fernsehen mit einverleibt. All das hat aber keine Verbindung mehr mit der Gegenwart, dem Naheliegenden, dem schönen und köstlichen Essen, das auf dem Teller liegt und uns guttun kann.

Wir brauchen wieder mehr Achtsamkeit, um Freude und Liebe, auch für das Essen und Kochen, wahrzunehmen. Es bedarf der Wertschätzung und des Staunens über das, was uns die Natur an Nahrung schenkt. Nicht zuletzt brauchen wir Achtsamkeit, um im Rahmen unserer Erfahrungen ein klares Verständnis und Gefühl für das entwickeln zu können, was uns wahrhaft nährt, stärkt, vitalisiert und freudvoll sein lässt. Das fördert auch unser Vertrauen in die Nahrung und in unser Leben.

Wir können Achtsamkeit wieder entdecken und unser Leben damit bereichern. Glücksgefühle, wie Freude und Zufriedenheit, sind dann auch rund um's Essen und Kochen alltäglich erfahrbar.

Achtsamkeit, neue Genüsse und hilfreiche Erkenntnisse beim Lesen, Einüben, Kochen und Essen wünsche ich Ihnen und einen guten Appetit auf das Leben!

Dr. Antonie Danz

Einleitung

In den meisten Büchern, in denen es um das Thema »Achtsamkeit und Ernährung« geht, steht die Gewichtsabnahme im Vordergrund. Die Probleme, die für viele damit verbunden sind, sollen mit Hilfe von Achtsamkeit bewältigt werden, so die Idee.

Im vorliegenden Buch geht es darum, uns mit Hilfe von Achtsamkeit wohl, vital, ausgeglichen und gelassen zu fühlen. Das kann auch eine Gewichtsabnahme mit einschließen, die jedoch nicht vorrangig betrachtet wird. Nach meiner Praxiserfahrung ist es besonders motivierend und erfolgversprechend, sich an den Wünschen zu orientieren, die sich hinter den Problemen verbergen, und nicht am Problem selbst.

Für Ihre Ernährungsweise läge der Aufmerksamkeitsfokus somit beispielsweise nicht auf der Gewichtsabnahme, sondern vielmehr auf den dahinterstehenden erwünschten Gefühlen. Welche Gefühle verbinden Sie damit, fünf Kilogramm weniger zu wiegen? Vitalität, Attraktivität und Leichtigkeit? Möglicherweise aber auch etwas ganz anderes.

Sofern Sie Ihr Gewicht reduzieren möchten, kann dieses Buch bei genauer Betrachtung also doch das richtige für Sie sein, auch wenn das Körpergewicht nicht im Vordergrund steht. Die Übungen und Empfehlungen, die Sie im Rahmen des 7-Tage-Programms kennenlernen, sind nicht nur hilfreich, um Ihre Wahrnehmungfähigkeit und Achtsamkeit zu schulen. Ihre Aufmerksamkeit auf das auszurichten, was Sie sich wünschen und womit Sie sich wohl fühlen, wird ebenfalls gestärkt.

Die Flut an Ernährungsinformationen für eine gute Gesundheit kann verunsichern. Die häufig wechselnden Ratschläge, die in den Medien dazu verbreitet werden, tragen stark dazu bei. Das führt leider dazu, dass nur noch wenig Vertrauen vorhanden ist, sich auf das eigene Bauchgefühl und die persönlichen Erfahrungen zu verlassen. Vielmehr wird das, was und wie gegessen wird, zunehmend vom Kopf bestimmt.

Milchprodukte werden gegen den Knochenschwund und probiotischer Joghurt für einen intakten Darm gegessen. Der Salat am Abend soll die Figur in Form und das dazu verwendete Rapsöl die Blutgefäße elastisch halten. Das ist nicht nur verkopft anstrengend und wenig *sinnenvoll*. Das verhindert oftmals, die für uns individuell passende Ernährungsweise zu leben und das umzusetzen, was wir uns wahrhaft wünschen und uns spürbar guttut.

Die einfache Botschaft einiger Bücher zum Thema Achtsamkeit »Sei achtsam und dann nimmst du schon deine Körpersignale wahr, die dir sagen, was an Nahrung gut für dich ist« ist daher oft zu kurz gegriffen. Das holt die Leser nicht unbedingt dort ab, wo sie stehen. Es fehlen Orientierungshilfen, die erfahrbar und nachvollziehbar machen, was ganz individuell guttut und was nicht. Nur so kann Vertrauen erfahren und gestärkt werden.

Eine solche Orientierungshilfe wird Ihnen nachfolgend mit einfachen, in der Praxis bewährten Erklärungsmodellen und leicht verständlichen Leitgedanken an die Hand gegeben. Grundlage hierfür ist eine jahrtausendealte Gesundheitslehre: die Traditionelle Chinesische Medizin. Diese an der Erfahrung orientierte (Ernährungs-)Lehre führt uns an die eigenen Erfahrungswerte heran und ermöglicht auf diese Weise einen einfachen Zugang zu unserem Bauchgefühl – dem jedem von uns innewohnenden *inneren Wissen*. Zentraler Gedanke hierbei ist die Stärkung der *Mitte* im Sinne der chinesischen Medizin.

Der Begriff der *Mitte* umfasst danach das energetische Zentrum des Körpers, das den Funktionsbereich der Organe Milz und Magen umschließt. Diese Organe sind insbesondere für die Umwandlung der Nahrung in körpereigene Stoffe, in *Energie*, zuständig. Sie sorgen für unsere Vitalkräfte, stärken und nähren Muskeln und Bindegewebe und geben uns damit Halt und Stabilität. Eine wichtige Basis für unsere innere Balance.

Darüber hinaus stabilisiert eine starke Mitte auch auf geistig-emotionaler Ebene. Sie fördert Ruhe, Gelassenheit, klares Denken und eine gute Konzentrationsfähigkeit sowie einen erholsamen Schlaf, der für die Regeneration all dieser Vitalkräfte sorgt.

Die Mitte steht im übergeordneten Sinne für Nährung, für Verbindung und Einbindung, für Halt und Geborgenheit in uns und in der Welt.

Wenn Sie eine Ernährungsweise pflegen, die die Mitte gezielt stärkt, fördern Sie nicht nur eine achtsame Lebenshaltung für Ihre eigene körperliche und geistige Balance. Sie tragen auch zu einem Gleichgewicht und Zusammenhalt in der Welt bei – durch Fürsorge für sich und andere.

Die Bedeutung einer starken Mitte zeigt auch folgende kurze Geschichte, die mich davon überzeugt hat, mit diesem Ansatz genau das weiterzugeben, was wir für eine achtsame und bewusste Ernährungsweise brauchen.

Ich vergesse nie das Erlebnis, das ich vor vielen Jahren während eines Praktikums in einem Seniorenwohnheim hatte. Einmal in der Woche besuchte ich dort eine Dame, die im stolzen Alter von 99 Jahren und aufgrund ihrer Alterssehschwäche fast blind war. So las ich ihr bei meinen Besuchen Geschichten vor oder half ihr beim Essen. An dem kleinen Esstisch der Hausflurgemeinschaft, an dem das Abendessen serviert wurde, nahmen noch andere ältere Damen Platz. Während zwei Mittsiebzigerinnen in der Runde nur im Essen herummanschten und ohne Appetit und Sinn für das Essen waren, aß die von mir besuchte Dame, wenn auch nicht sonderlich viel und mit den Händen, doch vergnüglich ihr Abendbrot.

Noch beeindruckender war eine weitere Bewohnerin im Alter von 103 Jahren. Sie kam adrett gekleidet, im Kostüm zum Essen und verspeiste mit gut koordinierter Messer- und Gabelführung alles, was auf ihrem Teller lag. Ich versuchte, sie unauffällig während des Essens zu beobachten, um nicht ganz so unverschämt ihren ausgeprägten Appetit und ihren schönen Sinn für das Essen zu bestaunen. Zwischen ihr und den Mittsiebzigerinnen lagen ganze drei Jahrzehnte Altersunterschied. Doch die Älteste von allen befand sich noch in der größten Balance und Kraft. So konnte sie zum Essen per Rollator vorfahren, während die anderen Damen bereits im Rollstuhl saßen und sich nur dank elektrischer Stromversorgung bewegen konnten.

Welch wunderbare Geschichte, die eindrücklich zeigt, wie wichtig eine starke Mitte ist, um auch im Alter nicht nur ruhig und gelassen, sondern auch bei Kräften zu bleiben und die Sinne für das Schöne und die Freude zu bewahren.

Im alten China gab es eine eigene Schule, die in ihrer Lehre auf die Stärkung der Mitte mit Hilfe von Ernährung ausgerichtet war. Alles im Sinne der *Langlebensphilosophie* und dem Wissen, dass »mit einer starken Mitte tausend Krankheiten geheilt werden können« und bis ins hohe Lebensalter hinein ein verlässliches Gedächtnis, eine intakte Geschmackswahrnehmung und ein die Lebenskräfte stärkender, guter Appetit bewahrt werden kann.

Was aber stärkt unsere Mitte? Allen voran eine die Mitte pflegende Ernährungs- und Lebensweise. Und was darunter zu verstehen ist, werden Sie im Verlaufe dieses Buches kennenlernen.

Achtsamkeit leben und Wohlbefinden erfahren

Kommt Ihnen das bekannt vor?

Die Besprechung im Büro hat länger gedauert als geplant. Die verbleibende Mittagspause ist zu kurz, um im nächsten Supermarkt noch einen Salat oder ein belegtes Brötchen zu holen. Sie gehen stattdessen an den Süßigkeitenautomaten und ziehen sich eine Tafel Schokolade, um in der Kürze der Zeit Ihren Hunger zu stillen und etwas Energie zu tanken, bevor wieder das nächste Telefonat ansteht.

Sie nehmen sich vor, wenigstens am Abend etwas Gesundes zu kochen und in Ruhe mit Ihrem Partner oder Ihrer Familie zu essen. Dann wird es abends mal wieder recht spät. Sie genießen das gemeinsame Essen zwar, doch Sie essen zu viel. Es liegt Ihnen schwer im Magen, und vermutlich werden Sie in der Nacht aus diesem Grunde nicht gut schlafen können. Für den Wunsch nach einer anderen Figur ist das späte Essen zudem auch nicht hilfreich.

Oder kennen Sie das? Sie treffen sich mit einem Freund zum Essen. Sie erzählen viel und angeregt und merken erst an Ihrem Völlegefühl nach dem Essen, dass Sie mehr geredet als gekaut, sich kaum auf das Essen konzentriert und zudem zu viel gegessen haben. Leichter Magendruck stellt sich ein, und die Freude an dem schönen Abend schwindet ein wenig.

Vielleicht kennen Sie auch das? Sie sitzen alleine am Früh-
stückstisch und wollen Ihr Müsli oder Brötchen eigentlich
ganz in Ruhe genießen. Dann kommen Ihnen jedoch immer
wieder Gedanken an das gestrige Gespräch mit einem verär-
gerten, wütenden Kunden in den Kopf. Sie essen in Anspan-
nung zu Ende und ärgern sich dann über sich selbst, weil Sie
Ihr Frühstück nicht entspannt genossen haben.

Solche oder andere Situationen, in denen Sie nicht das gegessen haben, was Sie wollten, oder nicht in der Weise, wie Sie es
sich grundsätzlich wünschen, gibt es sicher einige in Ihrem
Leben. Und vielleicht haben sich solche Ereignisse in der letzten Zeit gehäuft. Sie sind unzufrieden mit Ihrem Ernährungsverhalten, wissen aber nicht, wie Sie dieses in eine gute und
für Sie befriedigende Richtung lenken können. Oder aber Sie
suchen grundsätzlich einen neuen Weg, sich anders, achtsamer und bewusster zu ernähren.

Was Sie bislang noch nicht wussten

Bevor Sie sich mit dem Wunschzustand, dem achtsamen Essen, und wie Sie dorthin gelangen, näher beschäftigen, kann es sehr hilfreich sein, zuerst den Istzustand Ihrer Ernährungsweise etwas genauer zu erfassen. Das gilt im Besonderen für diejenigen, deren Essverhalten nicht ganz so offensichtlich wie oben beschrieben aus dem Gleichgewicht geraten ist. Dazu kann für drei Tage, oder bei Bedarf auch länger, ein Ernährungsprotokoll geführt werden. Damit wird einerseits die eine oder andere Verhaltensweise, die Ihnen bislang in dieser Form nicht bewusst war, deutlich. Andererseits wird der Zusammenhang zwischen Ernährungsweise und Befindlichkeit konkret fassbar.

Vielen wird also nicht nur bewusst, wie oft nebenbei, vor dem PC oder Fernseher, lesend oder gehend gegessen wird. Auch Ernährungsgewohnheiten, die allerlei Beschwerden wie einen schlechten Schlaf, Müdigkeit nach dem Essen oder Verdauungsprobleme hervorrufen, werden sichtbar. Das Wissen darüber steigert die Motivation, sich auf einen Veränderungsprozess einzulassen, und erleichtert die Umsetzung Ihrer Wünsche.

Ganz sicher werden auch Sie während des Protokollführens bislang unentdeckte Verhaltensweisen aufspüren.

Anleitung zum Führen des Protokolls:
Nehmen Sie sich ein DIN-A4-Blatt zur Hand und zeichnen oder erstellen Sie sich per Computer eine Tabelle mit 8 Spalten und 7 Zeilen. Das Datum notieren Sie sich links unten. Beschriften Sie diese wie in der folgenden Tabelle zu sehen:

Was	Wann	Wo	Mit wem	Appetit auf was	Warum Essen	Aktivität beim Essen	Befinden nach dem Essen
1. Frühstück							
2. Frühstück							
Mittagessen							
Zwischen-mahlzeit							
Abendessen							
Spätmahl-zeit							

Datum:

Wenn Sie das Protokoll drei Tage lang führen, machen Sie sich drei Exemplare von der Protokollvorlage. Idealerweise sollten bei drei Tagen zwei Wochen- und ein Wochenendtag enthalten sein. Fügen Sie Ihre Eintragungen unmittelbar vor beziehungsweise nach dem Essen ein, damit keine wichtigen Informationen verloren gehen.

Folgendes ist in die Tabelle einzutragen:

- **Was:** Was Sie essen und auch, was Sie trinken. Sie müssen die Mengen nicht abwiegen, sollten jedoch Küchenmaße angeben, etwa: ein großer Apfel, ein kleiner Teller, zwei große Tassen, vier mittelgroße Kartoffeln.
- **Wann:** Die Uhrzeit eintragen, zu der Sie essen.
- **Wo:** Wo Sie essen.
- **Mit wem:** Mit wem Sie essen.
- **Warum Essen:** Warum Sie essen, beispielsweise, weil Sie Hunger haben oder Sie haben gerade Zeit zum Essen oder Sie sind zum Essen eingeladen usw.
- **Appetit auf was:** Auf was Sie eigentlich Appetit haben, auch wenn es nicht unbedingt das ist, was Sie dann tatsächlich essen.
- **Aktivität beim Essen:** Was Sie während des Essens eventuell sonst noch tun, wie sich unterhalten, Zeitung lesen, Radio hören, fernsehen, gehen oder stehen.
- **Befinden nach dem Essen:** Wie es Ihnen nach dem Essen geht, wie Sie sich fühlen – im positiven oder negativen Sinne. Beispiele hierzu wären: wohlig satt, Völlegefühl, müde, energiegeladen, zufrieden, ärgerlich, warm, kalt, freudvoll, ruhig, hektisch.
- **Datum:** Das Datum des Protokolltages.

Was Ihnen achtsames und bewusstes Essen schenken kann

Achtsames Essen kann uns Gefühle von intensivem Genuss schenken, mit einer freudvollen Stille und tiefem Glück. Alles fühlt sich wundersam intensiv an. Jeder, der einmal verliebt war, weiß, wie sich dieser paradiesische Zustand anfühlt. Es ist ein Gefühl, mit allem verbunden zu sein.

»Verbundenheit ist eine ureigene Erfahrung, die wir bereits vorgeburtlich im Mutterleib haben«, so der bekannte Hirnforscher Gerald Hüther. Vielleicht gibt es uns deshalb ein so befriedigendes Gefühl, wenn wir Verbundenheit, in diesem ursprünglichen Sinne von *genährt* werden, beim Essen erfahren. Es wird etwas gesättigt, wonach wir uns besonders sehnen. Achtsames Essen kann uns dies ermöglichen! Wir brauchen dazu nur die Bereitschaft, uns in Aufmerksamkeit zu üben, die Offenheit für Neues und das Staunen über das Wunder *Nahrung*. Achtsames Essen bedeutet, mit dem verbunden zu sein, was wir tun, mit unseren Empfindungen, mit der Nahrung, mit den Menschen, die mit uns essen – mit dem, was jetzt ist.

Und damit diese Verbundenheit stattfinden kann, brauchen wir Raum – einen Freiraum, eben so wie im Mutterleib –, in dem wir *sein* können. Im Erwachsenenalter müssen wir uns diesen Freiraum selbst nehmen. Achtsamkeit kann diesen Raum schaffen. Darauf gilt es zu achten und unsere Aufmerksamkeit auszurichten.

Diese Form der geübten Aufmerksamkeit ist etwas, was Sie (wieder) erlernen können, sofern sie Ihnen abhandengekommen sein sollte – in der Hektik des Alltags, in der Flut von

Ernährungsinformationen und aufgrund des Mangels an äußerem Freiraum.

Dieses Buch beinhaltet ganz konkrete Übungen, die Ihnen eine achtsame Essensweise bewusst machen. Die Leitgedanken werden Ihnen helfen, achtsames Essen in Ihrem Alltag umzusetzen. Neben der Schulung der Aufmerksamkeit, für mehr Gewahrsein beim Kochen und Essen, steht darüber hinaus eine gezielte Stärkung der *Mitte*, der inneren Stabilität, des inneren Gleichgewichts, um das es bei achtsamkeitsbasierten Verfahren insbesondere geht, im Fokus.

Was oft zu kurz kommt

Verbundenheit

Eine wichtige Voraussetzung für eine starke Mitte ist die Verbundenheit mit dem, was wir tun. Wir müssen uns wahrhaft verbunden fühlen, andernfalls wird das Ergebnis unseres Tuns nicht unsere Wünsche verwirklichen. Das trifft auf unseren Arbeitsbereich oder auf unser Beziehungsleben genauso zu wie auf alle anderen Lebensbereiche – so auch auf das Kochen und Essen.

Wenn wir nicht mit unserer ganzen Aufmerksamkeit bei dem sind, was wir tun, uns dem zuwenden und damit verbinden, wird weder der Brief, den wir bei der Arbeit schreiben, noch das Gespräch mit dem Partner wirklich gelingen. Genauso ist es mit dem Kochen und Essen. Auch hier bedarf es unserer vollen Aufmerksamkeit. Der Zuwendung und wahrhaften Verbundenheit mit dem, was wir tun.

Alles, was aus einer achtsam zugewandten Haltung heraus geschieht, nährt uns in einem tieferen, nachhaltigen Sinne.

Wertschätzung

Sollte Ihr gegenwärtiges Ernährungsverhalten dem so gar nicht entsprechen, ist es sehr hilfreich, zuerst einmal diese Tatsache anzunehmen, wie sie ist. Und »ja« zu sagen zu neuen Schritten, um einen Veränderungsprozess einzuleiten. Dann kann das für die Umsetzung erforderliche »Nein« auch spürbar wahrgenommen und umgesetzt werden. Andernfalls verharren Sie in einem fortwährenden Kompromiss und kommen mit Ihren Bemühungen nicht wirklich weiter.

Wenn Sie möchten, schreiben Sie nun spontan alles, was Ihnen an Ihrer Ernährungsweise nicht behagt, auf ein Blatt Papier. Entmachten Sie in diesem ersten Schritt die Dinge, die Ihnen Kummer bereiten. Es lohnt sich, denn Sie werden sich danach schon viel besser fühlen. Für eine langfristige Wirkung folgen dann weitere Schritte. Sie können hierzu die Notizen später für einzelne Übungen im Rahmen des 7-Tage-Programms gut nutzen.

Warum ist Wertschätzung in diesem Zusammenhang so bedeutsam?

Sie bestärkt Ihr Gefühl, Wünsche verwirklichen zu können! Wertschätzung ist eine Form der Annahme dessen, was ist, zum Beispiel Ihres Ernährungsverhaltens, wie es momentan ist. Dazu gehören auch die Aspekte, die Sie nicht mögen und verändern möchten. Auf diese Weise fällt es Ihnen leichter, auch das deutlich wahrzunehmen und wertzuschätzen, was Sie an Ihrem Verhalten gut finden und was bereits Ihren Wünschen entspricht. Das hilft, die Aufmerksamkeit nicht nur auf das auszurichten, was Sie als schlecht, ungut und veränderungswürdig erachten. Denn das würde nicht sonderlich weit führen. Sie würden sich lediglich schlecht und unmotiviert fühlen. Das Angestrebte scheint dann nur mit großer Mühe erreichbar. Nicht gerade die beste Voraussetzung für die gewünschte Veränderung und das Wohlbefinden.

Akzeptieren Sie hingegen auch das, was Ihnen nicht gefällt, leisten keinen Widerstand und kritisieren Ihr Verhalten nicht, dann bleibt die gesamte Energie für das Fortkommen verfügbar. Sie verlieren keine Energie durch Kritik und Bewertung und reiben sich nicht unnötig am Widerstand auf. Das würde auch nur das Gefühl verstärken, die Dinge nicht unter Kontrolle zu haben oder sich ohnmächtig zu fühlen.

Zudem geht es gar nicht darum, das Ernährungsverhalten unter Kontrolle zu haben. Vielmehr darum, gelassen zu sein und das wahrzunehmen, was ist. Das gelingt am besten, wenn Sie gar nicht erst versuchen, etwas zu kontrollieren, sondern die Dinge wertfrei, jedoch wertschätzend wahrnehmen.

Wertschätzung hilft uns also achtsam zu sein und mit allen Sinnen das wahrzunehmen, was ist. So können wir viel besser unsere ganz individuellen Erfahrungen wahrnehmen und erfassen. Was tut uns gut und was nicht?

Damit ist auch klar, dass wir immer aus eigener, freier Entscheidung selbstverantwortlich etwas tun oder lassen, ganz egal, in welcher Situation wir sind. Niemand sonst außer uns ist dafür verantwortlich, wenn wir ein Käsebrötchen vor dem PC sitzend nebenbei essen. Nicht die Chefin, die die Arbeitsbedingungen vorgibt, und auch nicht der Kollege, der grundsätzlich sein Mittagessen am PC hinunterschlingt.

Wie schön! Wir haben also vollkommene Eigenmacht, jede Situation und jede Mahlzeit so zu gestalten, dass sie uns guttut und wir uns wohl fühlen. Bleiben Sie also flexibel und folgen Sie keinen starren Vorgaben. Das hilft, offen zu bleiben und frei zu entscheiden, was in der jeweiligen Situation für Sie passend ist. Und nur Sie sind die wahre Expertin/der wahre Experte dafür, das zu entscheiden.

Loben Sie sich für jede Entscheidung, die Ihnen hilft, sich wohl zu fühlen. Lob ist eine Form der Wertschätzung. Es hilft Ihnen, den Blick auf die Fülle zu richten, auf all das, was bereits gut ist.

Angst hingegen lenkt unseren Blick auf den Mangel. Auf das, was wir nicht haben oder vermeintlich nicht können, und das wiederum blockiert unser freies Denken und Handeln. Angst ist bekanntlich ein schlechter Ratgeber.

Ist es nicht auffällig, dass wir in Bezug auf unsere Ernährung recht häufig, oft unbewusst, mit etwas beschäftigt sind, was uns Sorgen bereitet oder Angst macht? Sei es die Angst vor einer Gewichtszunahme, vor Attraktivitätsverlust oder davor, eine Krankheit infolge von Übergewicht zu erleiden. Es kann auch die Sorge sein, zu viel *Ungutes* wie Fett und Zucker oder zu wenig *Gutes* wie Vitamine und Mineralstoffe zu essen. In einer (Ernährungs-)Welt, in der der Blick und die Aufmerksamkeit auf das Bedrohliche, das Schlechte, den Mangel, die Unzulänglichkeiten gelenkt werden, ist eine solche Glaubens- und Verhaltensweise nicht weiter verwunderlich. Je stärker wir diesen Blickwinkel bereits verinnerlicht haben und einseitigen Ernährungstipps Glauben schenken, umso wichtiger ist es gerade für achtsames Essen, uns von Bewertungen zur Ernährung, zu einzelnen Lebensmitteln und Inhaltsstoffen frei zu machen. Solche Bewertungen schleichen sich bei unseren Entscheidungen, was wir essen oder nicht essen, ganz unbewusst ein.

Wie Sie sich Ihrer Bewertungen und Überzeugungen bewusst werden und diese hinterfragen können, erfahren Sie im nachfolgenden Kapitel.

Raum schaffen
für Veränderung

Reset

Mit diesem 7-Tage-Achtsamkeitsprogramm entschließen Sie sich dazu, eine Art Reset-Knopf zu drücken, *leer* zu werden. Sie entscheiden sich, ganz frei von Bewertungen zu sein. Frei von dem, was Sie an Ihrer Ernährungsweise schlecht oder veränderungswürdig finden, und von dem, was vermeintlich gut für Sie wäre. Sie sind ganz im Vertrauen und offen für Neues. Offen für das, was Ihnen mehr Freude und Vitalität, mehr Wohlsein und Gelassenheit gibt. Neu kann hier auch heißen, zurück zu Altvertrautem, zu einer einst praktizierten Ernährungsform, die Ihnen guttat, die Sie jedoch durch zu viel Hektik und Stress im Alltag nicht mehr in der Weise leben, wie Sie es sich wünschen.

Mit dem Reset lösen Sie sich von Vorstellungen und Überzeugungen zu Ihrem Ernährungsverhalten, die für Ihr Wohlsein hinderlich sind. Ohne diese Loslösung wiederholen Sie immer die gleichen Verhaltensmuster, die Sie immer wieder zu den gleichen, unbefriedigenden Ergebnissen und Gefühlszuständen führen.

Es wird Zeit für eine notwendige Neuausrichtung Ihrer Aufmerksamkeit auf eine Ernährungsweise, wie Sie sie sich wünschen!

VON INNEN HERAUS

*»Was im eigentlichen Sinn durch
das Wort ausgedrückt werden kann,
das muss von innen heraus kommen;
das muss von innen her Form gewinnen.
Es darf nicht von außen her kommen,
sondern von innen muss es nach außen kommen.
Eigentlich lebt es im Innersten der Seele.
Da sind dir alle Dinge gegenwärtig:
dort im Innern ist ihr Leben und Streben,
ihr Bestes und ihr Höchstes.
Weshalb du davon nichts verspürst?
Weil du da (noch) nicht beheimatet bist.«*
Meister Eckhart

Wir wachsen durch unsere Erfahrungen im Leben. Und nur durch unermüdliches Erfahren gelingt es, uns weiterzuentwickeln. So lernen wir als kleines Kind nicht laufen, weil es ein schlaues Buch darüber gibt. Wissen allein lässt uns noch nicht laufen, gleichwohl aber ein inneres Wissen, das von Geburt an in uns ist und uns vermittelt: »wir können laufen lernen«. Als Kind hinterfragen wir dieses Wissen nicht, sondern stehen jedes Mal, wenn wir nach ein paar gelungenen Schritten hinfallen, wieder auf. Wenn wir geboren werden, besitzen wir ein untrügliches Wissen darüber, bereits alles Wissen in uns zu haben, das wir zum Leben brauchen, und den Wunsch, dieses Wissen erfahren zu wollen. Andernfalls würden wir nicht immer wieder aufstehen und weitergehen.

Auch im Hinblick auf das Essen können wir davon ausgehen, bereits alles zu wissen, was wir für unsere individuell gute Ernährung brauchen. Nur erfahren müssen wir es noch.

Über die Erfahrung von Wohlsein und Unwohlsein können wir eine für uns passende Ernährungsweise gestalten. Angelerntes Wissen kann nicht die eigenen Erfahrungen ersetzen, dazu ist das persönliche (Er-)Leben viel zu komplex. Es kann uns in diesem Prozess des Erfahrens jedoch und bestenfalls behilflich sein. Und zwar dann, wenn es unsere bereits gemachten persönlichen Erfahrungen wieder wachruft und unser Vertrauen stärkt, diesem eigenen, inneren Wissen folgen zu können. Wie Meister Eckhart es ausdrückte, muss unser Tun von innen heraus kommen, es muss »darin beheimatet sein«. Wenn wir hingegen zu sehr in Vorstellungen, Mustern und Überzeugungen verhaftet sind, werden wir nicht wirklich erfahren, auf welch wundervolle Weise wir in der Nahrung beheimatet sein können.

Das Kind kreiert nach dem Hinfallen nicht Überzeugungen wie »Nur wenn mein Papa da ist, kann ich laufen, und da er gerade nicht da war, bin ich hingefallen« oder »Wenn meine Mutter böse schaut, falle ich hin«. Das ist jedoch genau das, was wir mit dem Heranwachsen tun. Wir bringen unser Verhalten und unsere Gefühle in einen Zusammenhang mit dem, was um uns herum geschieht, und zwar in der Richtung von außen nach innen. Das Außen prägt das Innen statt das Innen das Außen. Auf dieser Grundlage teilen wir dann das Außen in gut und schlecht ein. Wir bewerten. Das gibt uns zwar eine gewisse Orientierung in der Welt, nur neigen wir dazu, solche Muster, die wir erkannt haben wollen, festzuschreiben und sie als gegeben und unveränderbar zu betrachten. Letztlich kreieren wir darauf basierend unsere ganz eigene Welt – unser Außen –, indem wir nach unseren Vorgaben agieren. Solange diese Vorgaben für unser Befinden und Fortkommen förderlich sind, ist dagegen auch nichts einzuwenden. Schwierig wird es jedoch, wenn unser Blick auf die Welt verhindert, unsere wahren Wünsche und Ziele zu erreichen. Wenn wir der Überzeugung sind, Stresssituationen nur mit Schokolade überstehen zu können, dann werden wir nie ohne Schokolade *laufen* können. Und all das nur, weil wir irgendwann einmal in einer Stresssituation damit begonnen haben, aus einem Gefühl von Mangel heraus Schokolade zu essen. Wir glauben ganz fest, uns hätte das gestärkt und gutgetan.

Hinterfragen Sie grundsätzlich alles, von dem Sie in Ihrer Ernährungsweise überzeugt sind, wenn es für Ihr Wohlbefinden hinderlich ist. Sie können nämlich auch *laufen*, wenn der Papa nicht da ist. Sie können Stresssituationen auch meistern, wenn die Schokolade nicht verfügbar ist. Ebenso können Sie Schokolade mit Genuss essen, wenn Sie Lust darauf haben, Schokolade zu essen.

Überzeugungen sind Wahrnehmungsfilter

Unsere Überzeugungen von unserem Ernährungsverhalten und von Nahrungsmitteln nehmen Einfluss darauf, was und wie wir essen. Sie bestimmen maßgeblich unsere Ernährungsweise.

Überzeugungen sind so etwas wie Urteile, die wir über uns, andere oder die ganze Welt gefällt haben. Sie legen fest, wie wir uns und die Welt betrachten. Wir reagieren auf das, was uns tagtäglich widerfährt, so, als wären diese Urteile die Realität, als würden sie dem entsprechen, wie wir sind. Tatsächlich sind wir und andere jedoch viel mehr als das, was wir gewöhnlich wahrnehmen. Unsere Wahrnehmung ist durch unsere Beurteilungen und Bewertungen verengt.

Sie können sich Überzeugungen wie Filter vorstellen, die sich über Ihre Wahrnehmung legen.

Wenn wir uns von einem *Entweder-oder* lösen und ein *Sowohl-als-auch* annehmen, können wir unsere Wahrnehmung erweitern.

Überzeugungen im Hinblick auf die Ernährung werden unter anderem durch Kultur, Familie, Zeitgeist, Religion, wissenschaftliche Erkenntnisse, Lebensmittelskandale, Werbung, Massenmedien, vergangene oder bestehende Erkrankungen und unsere damit gemachten Erfahrungen geprägt. Erlernte Überzeugungen und damit auch Verhaltensmuster sind jederzeit veränderbar. Sie sind also kein unabwendbares Schicksal, auch wenn es manchmal so erscheinen mag.

Ein erster, hilfreicher Schritt ist, sich die eigenen Überzeugungen bewusst zu machen. Das ermöglicht, alte Überzeugungen zu hinterfragen und die abzulegen, die hinderlich für den erwünschten Veränderungsprozess und Ihr Wohlbefinden sind. Andernfalls machen Sie immer wieder die gleichen unliebsamen Erfahrungen.

Es bleibt Ihre eigene Wahl, ob Sie sich mit dem, was Sie denken, stärken oder schwächen. Niemand drängt Ihnen einen Gedanken auf. Sie können Ihre Überzeugungen über sich und Ihre Ernährungsweise jederzeit verändern, sich davon lösen und sich damit neue Erfahrungsräume erschließen!

Im Verlauf Ihres Lebens haben Sie mit Ihrer Ernährungsweise und mit Nahrungsmitteln zahlreiche Erfahrungen gemacht und entsprechende Überzeugungen dazu angenommen. Sind Sie beispielsweise der Überzeugung, viele Kartoffeln und Nudeln zu essen mache dick, werden Sie sicher nur wenig davon essen. Ist eine Ihrer Überzeugung, Ihnen fehle es an Disziplin in Ihrem Ernährungsverhalten, werden Sie eine Gewichtszunahme auf den Mangel an Disziplin zurückführen. Alles Ansichten darüber, was Sie brauchen und was nicht, was Sie können und worin Sie versagen und letztlich, was vermeintlich gesund ist und was nicht. Das prägt Sie darin, welche Erfahrungen Sie machen und wie es Ihnen damit geht.

Um diese Zusammenhänge etwas näher zu beleuchten, ein Beispiel: Stellen Sie sich vor, Ihre Erfahrung ist seit vielen Jahren, kalte Hände und kalte Füße zu haben, schnell zu frieren und deshalb am liebsten mit dicken Socken ins Bett zu gehen. Eine Empfehlung hierfür aus der Beratungspraxis könnte sein: warmes Wasser – gekochtes, auf angenehme Trinktemperatur abgekühltes Wasser – statt Mineralwasser zu trinken. Wenn Sie jedoch davon überzeugt sind, warmes Wasser zu trinken schmeckt nicht und wäre komisch, werden Sie es wohl nie ausprobieren. Und so kommen Sie auch nicht zu der neuen Erfahrung, dass sich durch diese *komische* Maßnahme Ihr Wärmeempfinden erheblich verbessert: Kalte Hände und kalte Füße sind mit der Zeit passé. Öffnen Sie sich hingegen für die Idee, »warmes Wasser zu trinken ist ein vielversprechender Versuch«, dann werden Sie es gerne ausprobieren und regelmäßig warmes Wasser trinken. Sie werden neue Erfahrungen damit machen und sich glücklich schätzen, endlich nicht mehr so sehr zu frieren.

Hinterfragen Sie mutig Ihre Überzeugungen. Überlegen Sie, welche für Ihr Wohlbefinden förderlich sind und sich tatsächlich auch mit Ihren aktuellen Erfahrungen decken und welche nicht. Wenn Sie beispielsweise davon überzeugt sind, Salat wäre etwas *Leichtes* und gut am Abend zu essen, dann denken Sie über Ihre aktuellen Erfahrungen damit nach und überlegen Sie, ob Salat am Abend tatsächlich so *leicht* zu verdauen ist. Oder haben Sie danach nicht häufig Blähungen? Liegt er Ihnen vielleicht schwer im Magen, oder wird Ihnen unangenehm kalt?

Förderliche Überzeugungen nutzen,
blockierende verändern

Führen Sie dazu die folgende Übung durch: Nehmen Sie sich ein Blatt Papier. Schreiben Sie, ohne lange darüber nachzudenken, alle Überzeugungen auf, die Sie zu Ihrer Ernährungsweise haben.

Zum Beispiel:

- »Salat tut mir gut, er ist gesund und erfrischend.«
- »Ich esse viele Milchprodukte, die sind gut zur Vorbeugung einer Osteoporose.«
- »Ich achte bei der Lebensmittelauswahl auf den Kaloriengehalt, das gibt mir eine gute Orientierung.«
- »Es fällt mir schwer, auf Süßigkeiten zu verzichten.«
- »Ich bin eine sehr undisziplinierte Esserin.«
- »Ich esse das, worauf ich Lust habe, und das ist gut so.«
- »Kräutertee wärmt mich und ist eine gute Alternative zu Wasser.«

Führen Sie diese Übung mit gespannter und freudiger Erwartung auf all die hilfreichen Erkenntnisse durch, die es für Sie noch zu entdecken gibt. Dann gelingt es auch, hier und da herzhaft über sich selbst zu lachen! Das ist eine der besten Voraussetzungen dafür, die Dinge zum Guten hin zu wenden. Sie können dabei nichts falsch machen. Ihrer Phantasie sind keine Grenzen gesetzt, und sehen Sie all das spielerisch.

Lesen Sie an dieser Stelle nicht weiter, bevor Sie nicht alles, was Ihnen dazu in den Sinn kommt, aufgeschrieben haben. Beginnen Sie jetzt damit, Ihre Gedanken auf Ihr Blatt zu schreiben.

Nun liegt ein mehr oder weniger vollgeschriebenes Blatt Papier vor Ihnen.

Überlegen Sie, ob die notierten Dinge uneingeschränkt gültig sind oder ob es Situationen oder Zusammenhänge gibt, bei denen diese Überzeugungen nicht gelten oder gar grundsätzlich nicht mit Ihren aktuellen Erfahrungen übereinstimmen.

Zum näheren Verständnis nachfolgend zwei Beispiele von Klientinnen, die in ähnlicher Weise auch auf Sie zutreffen könnten:

- Eine Überzeugung von Klientin A lautet: »Ich bin undiszipliniert.« Und eine weitere »Nur mit Disziplin schaffe ich es, weniger Schokolade zu essen«. Als Kind hatte sie Ersteres häufiger von ihrer Mutter gehört, wenn sie keine Lust hatte, ihr Zimmer aufzuräumen oder abends die Zähne zu putzen. Das Bild, undiszipliniert zu sein, ließ sie nie ganz los, obwohl sie doch so einiges in ihrem Leben erreicht hatte. Noch vor kurzem schloss sie, neben

Familie, Haushalt und Job, mit viel Disziplin eine zwei-jährige innerbetriebliche Ausbildung ab.

Was die Bereiche Familie und Beruf anbelangt, traf die Überzeugung, undiszipliniert zu sein, augenscheinlich nicht auf sie zu. Sie war durchaus diszipliniert. Was für eine gute Voraussetzung also auch für den Bereich der Ernährung!

- Die Blähungen, die Klientin B häufig nach dem Verzehr von Rohkost hatte und neuerdings auch nach einem abendlichen Salat, störten sie. Dennoch aß sie dies weiter-hin häufig, da sie davon überzeugt war: »Rohkost und Salat sind gesund und zudem gut für die Figur« und: »Eine gesunde Kost, die gut für die Figur ist, ist mit das Wichtigste.«

Wenn sie in ein Restaurant essen ging oder bei Freunden eingeladen war, vermied sie es jedoch, Rohkost zu essen. Da war für sie bedeutsamer, sich wohl zu fühlen und nicht Gefahr zu laufen, die guten Sitten zu verletzen und unangenehm aufzufallen.

Diese beiden Überzeugungen sind also für Klientin B nicht uneingeschränkt gültig. Ihr wurde klar, dass Wohlbefinden und eine gesunde Kost für sie nicht zu trennen und nicht unabhängig voneinander erstrebens-wert sind.

Eine Überzeugung von Ihnen könnte beispielsweise sein: »Kalorien zählen hilft mir beim Abnehmen.« Ihre tatsäch-liche Erfahrung ist jedoch, dass Sie sehr bemüht sind, eine kalorienarme Kost einzuhalten, vielem entsagen und dennoch nicht Ihr Wunschgewicht erreicht haben.

Überzeugungen sagen eben selbst nichts über die Wirk-lichkeit aus. Die können Sie nur im individuellen Erleben erfahren. Die Veränderung von Überzeugungen kann Ihnen jedoch helfen, zu dem zu gelangen, was Sie erfahren möchten und Ihnen bislang aus unerfindlichen Gründen verwehrt blieb.

Neuausrichtung

Nach diesem kleinen Reset erfolgt nun die gezielte Ausrichtung Ihrer Aufmerksamkeit auf eine Ernährungsweise, die Ihnen guttut.

Die Ausrichtung unserer
Aufmerksamkeit ist bedeutsam

Alles in unserer Welt ist Energie, und der Geist lenkt die Energie, so die Lehre der chinesischen Medizin. Unsere Gedanken und damit unsere Aufmerksamkeit lenken also die Energie. Wir können auch sagen, die Energie folgt unseren Gedanken, unserer Aufmerksamkeit.

Auch nach neueren Erkenntnissen der Quantenphysik ist alles im Universum Energie – das Sichtbare, Materielle genauso wie das Unsichtbare, Immaterielle. Danach lenkt unser Geist also alles, was existiert! Unsere Gedanken beeinflussen somit das, was sich beispielsweise körperlich und emotional zeigt. Diese Zusammenhänge sind auch durch gesundheitswissenschaftliche Studien belegt. Gedanken, die Gefühle wie Ärger, Wut, Sorgen oder Angst auslösen, wirken sich negativ auf unser Befinden aus und können auf Dauer Beschwerden und Krankheiten verursachen.

Wenn Sie sich fortwährend in Ihrem Arbeitskontext über Ihre Arbeitskollegen oder Ihre Vorgesetzten ärgern, kann das möglicherweise einen empfindlichen Magen oder gar eine Magenschleimhautentzündung hervorrufen. Wenn Sie vor einer Aufgabe, die Sie bewältigen müssen, Angst haben, dann kann sich das auf die Verdauung auswirken und sich durch Durchfall, Übelkeit, Kälteempfinden, kalte Hände und Füße bemerkbar machen.

Gedanken an einen Menschen, den Sie mögen oder gar lieben, bewirken dahingegen Gefühle von Freude und Liebe, die Ihr Wohlbefinden steigern. Und genauso ist es, wenn Sie an etwas denken, das Sie gerne essen, beispielsweise Ihr Lieblingsgericht. Wenn Sie jetzt an ein Gericht denken, das Sie in der Kindheit besonders gerne gegessen haben, etwas, was Ihnen vielleicht Ihre Großmutter zu besonderen Anlässen gekocht hat, kommen unmittelbar wohlige Gefühle auf, und zwar unabhängig davon, wie es Ihnen vorher ging.

Wenn Sie diese Zusammenhänge in ihrer letztendlichen Bedeutung verstehen, wird deutlich: Es macht einen großen Unterschied, ob Sie während des Kochens und Essens denken »Es muss schnell gehen«, »Es darf nicht zu viel Fett im Essen sein«, »Die Nachspeise hat aber viel zu viele Kalorien«, oder aber »Das schmeckt heute mal wieder lecker«, »Wie schön, das Essen genießen zu können« und »Toll, lieben Dank, Schatz, dass du heute so köstlich für mich gekocht hast«.

Wenn Sie beim Kochen und Essen auf das ausgerichtet sind, was Sie sich wünschen, dann haben Sie das vor Augen, was Sie schön und erstrebenswert finden, was Sie freudvoll stimmt und vital sein lässt – Ihnen Glücksgefühle schenkt. Sind Sie hingegen auf Unschönes, Negatives ausgerichtet und denken Sie wiederholt darüber nach, was nicht gut ist, was Ihnen Stress bereitet und was Sie vermeiden wollen, dann werden Sie sich unglücklich, frustriert, traurig und vermutlich unmotiviert und energielos fühlen.

Ebenso geht es uns, wenn wir unsere Gedanken, unsere Aufmerksamkeit im Hinblick auf Lebensmittel häufig auf etwas ausgerichtet haben, was wir als schlecht empfinden und vermeiden wollen. Auch dann fühlen wir uns nicht sonderlich gut, sind sorgenvoll und energielos. Wenn Sie beispielsweise einer Gewichtszunahme vorbeugen wollen und Ihre Aufmerksamkeit bei der Lebensmittelauswahl genau darauf ausgerichtet ist, essen Sie vermutlich viel frisches Obst und Gemüse, Salat und fettarme Milchprodukte. Die sind kalorienarm und sollen somit gut zum Abnehmen sein. Butter und andere fettreiche Lebensmittel hingegen meiden Sie, denn sie seien schlecht für die Figur. Mit der Ausrichtung auf das Vermeiden von Übergewicht oder einer Krankheit ist unser Fokus (jedoch) auf das Übergewicht oder die Krankheit gerichtet, also auf etwas, wodurch wir uns unwohl, besorgt oder gar ängstlich fühlen. Da kann man schon einmal vergessen, was man sich im positiven Sinne wünscht, was man mit Essen im eigentlichen Sinne verbindet und wie man sich durch seine Ernährungsweise fühlen möchte. Genau daran sollen Sie sich in diesen Tagen wieder erinnern und Ihre Aufmerksamkeit darauf ausrichten.

Wenn Sie Ihre Aufmerksamkeit auf Wohlsein, Schönes und Ihre Wünsche ausrichten, dann verleugnen Sie nicht unweigerlich das Unschöne im Leben, die Dinge, die Sie möglichst vermeiden möchten – Krankheit, Übergewicht, Beschwerden, Unwohlsein. All das hört dadurch auch nicht auf zu existieren, doch es erhält nicht mehr so viel Aufmerksamkeit, Energie und Lebenskraft, wie es in einem routinierten, unachtsamen und unbewussten Alltag oftmals der Fall ist.

Wenn Sie sich auf etwas *hin* bewegen, was Sie wollen, ist dies motivierender, als Ihre Aufmerksamkeit auf etwas zu richten, wovon Sie *weg* wollen. Sie werden Ihr Ziel auf diese Weise wesentlich leichter erreichen. Einen positiven Wunsch – *hin zu* – werden Sie einfacher leben können als einen negativen – *weg von*. Ist Ihr Wunsch »vital und glücklich« zu sein, zieht es Sie förmlich nach vorne, eben *hin zu*, und Sie werden aktiv. Was für eine wirkungsvolle Motivation, wenn Sie etwas Schönes vor Augen haben, das Sie mit Freude oder anderen positiven Gefühlen erfüllt! Der Wunsch »Übergewicht vermeiden« oder »Krankheit vorbeugen« hingegen bedarf schon eines kraftvollen Anschubs, um dessen Umsetzung zu verfolgen.

Warum lassen wir uns oftmals nicht von unseren Wünschen leiten und vertrauen auf unsere Erfahrungen? Warum lassen wir uns beispielsweise von der Idee »drei Kilogramm abnehmen« führen, statt uns von Anfang an auf den letztlich dahinterstehenden Wunsch »sich gut und attraktiv fühlen« auszurichten?

Meist geben wir unseren wirklichen Wünschen nicht genügend Raum oder nehmen sie erst gar nicht wahr. Stattdessen rennen wir einer theoretischen Idee hinterher.

Wir können zwar ein angestrebtes Ziel mit Anstrengung und Disziplin auch dann erreichen, wenn wir uns nicht von unseren wahren Wünschen leiten lassen. Wir fühlen uns jedoch nicht unbedingt wohl damit.

Dazu eine Geschichte aus der Praxis, die diese Zusammenhänge gut verdeutlicht. Eine Frau Ende dreißig, hier Frau Grün genannt, klagte über häufiges Frieren, kalte Hände und Füße, Energielosigkeit, Verdauungsbeschwerden und starke

Schmerzen während der Monatsblutung, die sie nur mit Schmerzmitteln ertragen konnte. In ihrer Ernährung achtete sie auf eine kalorienarme, fettarme Kost mit viel rohem Obst, Salat und Gemüse. Die Abendmahlzeit war warm und die größte des Tages. Frau Grün war es wichtig, sich gesund und figurbewusst zu ernähren. Dazu aß sie gewöhnlich ein wenig rohes Obst zum Frühstück. Gegen aufkommenden Hunger und weil es ja gesund sei, viel zu trinken, trank sie reichlich Mineralwasser. Drei bis vier Liter pro Tag waren keine Seltenheit, sondern die Regel. Das Ziel von Frau Grün war es also, sich gesund und figurbewusst zu ernähren. Das hatte sie theoretisch zwar erreicht, nur ging es ihr damit wahrlich nicht gut. Ihr tiefer Wunsch nach Wohlgefühl stellte sich einfach nicht ein. Sie musste erst lernen, ihre Wünsche und Erfahrungen bewusst wahrzunehmen und darauf zu vertrauen, statt sich von einer Idee antreiben zu lassen.

Nach einer Ernährungsumstellung auf warme Mahlzeiten, morgens und mittags mehr als bisher, abends weniger zu essen sowie der Reduktion des Mineralwassers und stattdessen warmes Wasser zu trinken, waren nach wenigen Monaten nicht nur ihre Beschwerden beseitigt. Sie fühlte sich auch sehr wohl und gesund durch ihre Ernährungsweise und blieb trotzdem weiterhin schlank.

Nehmen Sie sich nun einen Moment Zeit und überlegen Sie, was Ihre persönlichen Wünsche sind und wie es sich anfühlt, Ihre Ernährungsweise davon leiten zu lassen und Ihre Aufmerksamkeit darauf zu richten.

Welches Ernährungskonzept Sie darin maßgeblich unterstützen kann, erfahren Sie auf den nachfolgenden Seiten.

Chinesische Medizin und Achtsamkeit – ein gutes Gespann

Ernährung als Zugang zu Achtsamkeit

Alles ist Energie! Alles in unserer Welt ist eine Ansammlung elektrischer Ladungen, ganz unabhängig davon, wie dicht, wie schwer oder wie groß es ist. Und diese Energie, die elektrischen Ladungen stehen miteinander in Wechselwirkung. Es gibt somit keine zwei grundlegenden physikalischen Größen, eine materielle und eine immaterielle. Es existiert nur eine: Energie. Materie kann danach als konzentrierte Energie beschrieben werden.

So die vereinfacht ausgedrückten Erkenntnisse aus der Quantenphysik. Das widerspricht dem klassischen, mechanistischen Weltbild, das weitestgehend unsere Wissenschaft und damit auch die Erkenntnisse, die daraus hervorgehen, bestimmt.

Erfahrungslehren wie die Traditionelle Chinesische Medizin (TCM) und östliche Philosophielehren vertreten jedoch schon seit Jahrtausenden einen Ansatz, nach dem alles im Universum Energie – *Qi* – ist und alles miteinander in Wechselwirkung steht. Alle Formen und Substanzen, alles Leben im Universum, sind die Materialisierung von *Qi*. So auch der Mensch, seine Organe, seine Gedanken und Emotionen und ebenso die Nahrungsmittel, die er isst.

Energie ist in diesem Zusammenhang nicht als kalorische Größe zu verstehen, sondern im Sinne von Lebensenergie, dem Ursprung allen Seins. Alle Energie unterliegt den gleichen Abläufen und folgt einheitlichen Gesetzmäßigkeiten. Ob es sich hierbei um ein Organ, um Gedanken, Emotionen oder eben Nahrungsmittel handelt, ist egal.

Das ist für unser westliches, mechanistisch geprägtes Denken erst einmal fremd und nicht einfach zu verstehen. In diesem Zusammenhang ist es jedoch gar nicht wichtig, was wir uns konkret unter Energie, *Qi*, vorzustellen haben. Vielmehr sind die mit dieser Betrachtungsweise verbundenen Inhalte bedeutsam. Wenn wir alles als Energie betrachten, dann erfassen wir den eigentlichen Umfang, in dem Lebensmittel auf uns Einfluss nehmen. Wir begreifen, wie wichtig auch unsere Gedanken und Emotionen, unsere eigene Energie während des Essens und Kochens für unser Befinden sind. So geht alles, was wir während der Nahrungszubereitung denken und empfinden, nach dem Erfahrungswissen der chinesischen Medizin mit in das Essen ein – es wird quasi mitgekocht. »Das Qi des Kochs fließt in die Nahrung ein.« Deshalb schmeckt auch das, was mit Liebe gekocht oder gebacken ist, zum Beispiel der Apfelkuchen der Großmutter, besonders gut.

Genauso nehmen wir auch das, was wir während des Essens denken und fühlen, mit in uns auf und müssen es folglich mit verdauen. Die Wut über einen Kollegen, über den wir uns während des Essens in der Kantine immer noch ärgern, genauso wie die Freude über das selbstgemachte Pesto, das uns heute besonders gut gelungen ist.

Unsere Ernährungsweise wirkt sich eben nicht nur auf unser Sättigungsgefühl oder unser Gewicht aus. Sie beeinflusst das ganze Spektrum unseres Befindens, geistig wie körperlich.

Und auch Lebensmittel und ihre Wirkung umfassen, von

diesem Verständnis des *Qi* aus betrachtet, mehr als die Summe ihrer Kalorien und Nährstoffe.

Die ernährungswissenschaftliche und medizinische Wissenschaftsgemeinschaft sieht das nach wie vor anders. Der Großteil der Ernährungsforschung bezieht sich weiterhin vorrangig auf einzelne Nährstoffe und nicht auf das komplexe Lebensmittel. So werden die Erkenntnisse aus der Quantenphysik bislang weitestgehend ignoriert oder gar belächelt. Die TCM bietet dagegen mit ihrem energiebezogenen, ganzheitlichen Ansatz ein jahrtausendealtes Erfahrungswissen. Und das bringt uns diese Erkenntnisse und die damit verbundenen Gedanken der Achtsamkeit auf einfache und tiefgründige Weise näher.

Wir wissen zwar letztlich aus eigener Erfahrung selbst sehr genau, was uns guttut und was nicht, was uns krank macht oder heilt. Meist haben wir es jedoch verlernt, darauf zu achten und unserer Wahrnehmung zu vertrauen. Empfehlungen, die auf jahrtausendealten Erfahrungswerten basieren, können dabei hilfreich sein. Sie eröffnen den Zugang zu unserem eigenen Erfahrungswissen.

Warum bietet gerade die Traditionelle Chinesische Medizin, die diesem Buch zugrunde liegt, einen guten Zugang zu Achtsamkeit?

In der Ernährungslehre der TCM werden besonders auch die mentalen und emotionalen Aspekte von Kochen und Essen berücksichtigt. Die Atmosphäre, die Ausrichtung unserer Aufmerksamkeit und Gedanken und unsere innere Haltung während der Zubereitung und Aufnahme von Nahrung werden beleuchtet und finden in den Empfehlungen ihren Ausdruck. Die Beachtung des persönlichen Empfindens und Befindens sowie die individuellen Erfahrungen stehen im Vordergrund. Dafür ist Achtsamkeit erforderlich, die über die Vermittlung und das Verständnis solcher Zusammenhänge gefördert wird. Dieser Ansatz hat mich nicht nur persönlich sehr fasziniert und zu einer achtsamen Ernährungsweise geführt. Er erweist sich zudem in der Beratungspraxis als besonders erfolgversprechend. So lassen sich auch die emotionalen Facetten, die mit der Ernährung aufs engste verbunden sind, in ein für Sie stimmiges Bild bringen. Das bietet Ihnen einen umfassenderen, bewussteren Zugang zu einer Ernährungsweise, die Ihnen guttut. Wissen und Disziplin alleine helfen für eine Neuausrichtung der Ernährung, hin zu mehr Achtsamkeit, eben nur bedingt. Das wissen Sie aus persönlicher Erfahrung sicher selbst sehr genau. Ein Grundverständnis für die Notwendigkeit von Selbstfürsorge und Aufmerksamkeit für uns und andere ist unabdingbar. Ohne wahrhafte Verbindung mit anderen Menschen, der Natur und der Nahrung findet keine Nährung im tieferen Sinne statt. Auf irgendeiner Ebene werden wir nicht satt, bleiben hungrig, empfinden Mangel. In der Folge stellen sich körperliches Unwohlsein und Krankheit, Sorgen, Ängste oder fehlendes Vertrauen ein. Besonders gut wird uns das durch einen Ansatz bewusst, der mehrere Ebenen von Ernährung, die leibliche als auch die geistig-emotionale und die soziale, verständlich erschließt. Genau das ermöglicht Ihnen beispielsweise die Traditionelle Chinesische Medizin.

Sie brauchen für den Zugang zu diesem Ansatz der TCM kein umfassendes Verständnis davon. Die nachfolgenden Erklärungen werden Ihnen reichen.

Den inneren Kochtopf pflegen

In der Traditionellen Chinesischen Medizin wird die Verdauung der Nahrung als die Trennung und Umwandlung von reinen und unreinen Stoffen bezeichnet. Das Reine versorgt Körper und Geist. Das Unreine ist auszuscheiden.

Der Magen empfängt die Nahrung

Der Magen ist eine sehr wichtige erste Station in diesem Prozess. Er empfängt die Nahrung und bereitet sie für eine optimale Trennung und Umwandlung auf.

Er wird in dieser Funktion als eine Art innerer Kochtopf beschrieben, unter dem sich eine Feuerstelle befindet. Alles, was wir essen und trinken, gelangt in diesen inneren Kochtopf hinein, wird gekocht und so für die weitere Verdauung aufbereitet. Trennung, Umwandlung, Transport sowie Ausscheidung der nicht benötigten, unreinen Stoffe erfolgt durch nachfolgende Organe wie Milz und Bauchspeicheldrüse (Pankreas), Darm und Blase.

Für eine optimale Verdauung ist es wichtig, den dafür zuständigen Organen die Arbeit zu erleichtern und sie ihnen nicht zusätzlich durch unsere Ernährungs- und Lebensweise zu erschweren. Dafür ist Achtsamkeit und achtsames Essen sehr hilfreich. Das gilt umso mehr, je älter wir werden, da die Funktionstüchtigkeit dieser Organe mit zunehmendem Alter nachlässt. Was wir in jungen Jahren noch gut vertragen haben, kann spätestens jenseits der vierzig Probleme bereiten.

Nebenbei essen, ein Verschlingen der Nahrung ohne ausreichendes Kauen und Einspeicheln kann zu Störungen der Trennung in reine und unreine Stoffe führen. Das ist zwar in keinem Alter besonders zuträglich, doch macht es sich in jüngeren Jahren nicht so deutlich bemerkbar und wir können es leichter ignorieren. Als Folge solcher Störungen fallen Ablagerungen der unreinen Stoffe an, die in der TCM als Feuchtigkeit oder Nässe bezeichnet werden. Viele Stoffwechselkrankheiten wie Diabetes und Fettleibigkeit *(Adipositas)* haben hier ihre Wurzeln.

Auch unter emotionalem Stress und unregelmäßige sowie unter Zeitdruck eingenommene Mahlzeiten belasten den Magen. Ebenso kann ein überfüllter Magen, wenn schlichtweg zu viel gegessen wird, die Nahrung nicht ausreichend aufbereiten. Das gilt im Besonderen für abendliche Mahlzeiten. Zu dieser Tageszeit lässt die Funktiontüchtigkeit unseres Magens und auch anderer, nachgeschalteter Verdauungsorgane (wie Milz und Pankreas) nach. Die Nahrung ist spät also mühevoller zu verdauen als vormittags oder mittags. Ist Ihnen schon einmal aufgefallen, dass Sie nach einem späten, üppigen oder schwerverdaulichen Abendessen am nächsten Morgen nur schlecht aus dem Bett kommen? Erfolgt die Trennung und Umwandlung der Nahrung schwerlich und nur unzureichend, dann kann alles eine überfordernde, blockierende Schwere bekommen. Auch das morgendliche Aufstehen.

Für Vitalität, Wohlbefinden und die Wunschfigur ist es also gut, morgens und mittags mehr und abends eher weniger und nicht so spät zu essen. Dieses Wissen findet sich auch in der alten Volksweisheit: »Iss morgens wie ein Kaiser, mittags wie ein Edelmann und abends wie ein Bettler.«

Zeichen eines überforderten Verdauungssystems

Ein überfordertes Verdauungssystem bringt viele Nachteile mit sich. Durch die verschlechterte Trennung und Umwandlung kommt uns nur ein Teil der in der Nahrung vorhandenen Energie zugute. Wir merken das als Energiemangel und Müdigkeit. Sie kennen das sicher als Folge von einem reichlichen Mittagessen. Ein deutliches Zeichen einer Überforderung. Außerdem entstehen Ablagerungen der vermehrt gebildeten unreinen Bestandteile, wie bereits erwähnt Feuchtigkeit oder Nässe genannt. Sie kann sich in unterschiedlichen Ausformungen zeigen, beispielsweise als:

- Schweregefühl in Kopf, Armen oder Beinen
- Trägheit
- Appetitlosigkeit, Übelkeit
- Müdigkeit
- Gewichtszunahme
- Wassereinlagerungen
- Schwellungen, Geschwulste

Die Nahrung angemessen empfangen

Bereits die gute Aufbereitung der Nahrung durch den Magen ist also enorm wichtig für Wohlsein und Vitalität. Und eine gute Aufbereitung beginnt mit einem angemessenen Empfang des Essens. Genau so, wie auch ein gelungenes Essen bei Freunden mit einer netten Begrüßung, einem guten Empfang, beginnt. Wir fallen nicht gleich hastig über das Essen her und verschlingen es nebenbei, sondern lassen uns Zeit, anzukommen, uns auszutauschen, den Duft aus der Küche und den gedeckten Tisch wahrzunehmen. Eine zugeneigte, wertschätzende, vorfreudige Haltung ergreift uns, und wir genießen in angenehmer Atmosphäre das Essen Bissen für Bissen, Minute um Minute. Ein Essen bei guten Freunden ist eben etwas Besonderes. Das ist das Essen im Alltag grundsätzlich auch, nur vergessen wir das leider meist.

Thermische Wirkung von Nahrungsmitteln

Mit der Metapher des Kochtopfs zur Verdauungsarbeit wird verständlich, dass es einen Unterschied macht, ob wir gekochte oder rohe, warme oder kalte Nahrungsmittel und Getränke zu uns nehmen. Für rohe und kalte Nahrungsmittel muss der Kochtopf mehr Arbeit aufwenden, er muss mehr einheizen, um sie ausreichend aufzubereiten. Für Menschen, die von ihrer Veranlagung her ein starkes Feuer haben, muss das kein Problem bedeuten. Neigen Sie hingegen, wie viele Frauen und auch einige Männer, zu kalten Händen oder Füßen? Ist Ihnen eher schnell zu kalt als zu warm, und gehen Sie mit Socken ins Bett? Nehmen Sie vergleichsweise schnell an Gewicht zu, oder haben Sie häufiger Verdauungsbeschwerden? Dann sind das alles Hinweise darauf, dass Ihr Verdauungssystem mit rohen und kalten sowie allen anderen Lebensmitteln, die viel Verdauungsfeuer benötigen, eher überfordert ist. In einem solchen Fall wären gekochte, warme Mahlzeiten für ausreichend Energie, Normalgewicht und Ihr allgemeines Wohlbefinden passender.

Nach der traditionellen Ernährungslehre der Chinesischen Medizin besitzen zudem alle Lebensmittel eine thermische Wirkung. Dies ist unabhängig davon, ob sie gekocht und warm oder in kaltem Zustand gegessen werden. Zubereitung und Verarbeitung können jedoch die ursprüngliche thermische Wirkung eines Lebensmittels verändern.

Thermische Wirkung bedeutet: Ein Nahrungsmittel hat entweder eine kalte, kühle, neutrale, warme oder heiße Wirkung auf unseren Stoffwechsel. Sie kennen das eine oder andere Beispiel dazu sicher aus eigener Erfahrung oder können es zumindest leicht nachvollziehen: Ein Stück Ingwer wirkt heiß, und es wird Ihnen warm. Ein Joghurt, auch wenn er Zimmertemperatur hat, wirkt kühlend. Das trifft auch auf Mineralwasser zu, was vor allem Frauen, die eher zu Kälte neigen, in der kalten Jahreszeit nicht unbedingt entgegenkommt. Sie trinken dann lieber etwas Warmes, Tee oder warmes Wasser. Probieren Sie es einfach einmal aus, eine Woche lang jeden Morgen eine Tasse gekochtes, warmes Wasser zu trinken. Die Woche darauf trinken Sie zum Vergleich ein Glas Mineralwasser am Morgen und achten darauf, wie Sie sich jeweils danach fühlen.

Nicht jeder Tee ist automatisch von seiner thermischen Wirkung her warm, nur weil er warm getrunken wird. Das ist zu beachten. So hat beispielsweise Pfefferminztee, auch wenn er warm getrunken wird, eine kühlende Wirkung. In Ländern Nordafrikas, in denen ein heißes Klima vorherrscht, wird er als angemessene Erfrischung genutzt, statt den Magen mit vielen eisgekühlten Getränken zu überfordern. Viele Kräutertees sind in ihrer thermischen Wirkung kalt oder kühl. Wird zu viel davon getrunken – so mancher trinkt ein bis zwei Liter pro Tag –, bewirkt dies statt der erhofften Erwärmung eher eine Abkühlung, mit allen möglichen negativen Folgen für den Stoffwechsel. Wie bei allen Dingen gilt hier, das individuell passende Maß zu finden.

Grundveranlagung und Lebensstil
sind bedeutsam

Neben Ihrer Grundveranlagung bestimmt Ihr Lebensstil, ob die zugeführte Nahrung optimal umgewandelt wird und Ihnen ausreichend Energie und Wohlbefinden gibt. Oder ob Sie sich müde und unkonzentriert fühlen und unter Völlegefühl, Blähungen, Sodbrennen, Kälteempfindungen oder einer schwachen Abwehr leiden. Ihr Lebensstil ist ein Ausdruck von Fürsorge, die Sie sich und Ihrem Verdauungssystem zukommen lassen. Bei schlechter Pflege werden sich, selbst bei guter Grundveranlagung, mittelfristig Funktionsschwächen einstellen. Bei einer weniger starken Veranlagung kann hingegen mit einem fürsorglichen Verhalten – und auch dazu brauchen wir Achtsamkeit – geholfen werden, trotzdem ausreichend Energie und umfassendes Wohlbefinden zu bekommen.

Wenn Sie sich jetzt an dieser Stelle fragen, wie pfleglich Ihre eigene Ernährungsweise bislang war und derzeit ist, können Sie sich anhand der folgenden Fragen darüber Klarheit verschaffen.

- Sorgen Sie immer für regelmäßige Mahlzeiten, während derer Sie sich wohl und genährt fühlen, oder gehen Sie weniger pfleglich mit sich um? Essen Sie beispielsweise nebenbei, unter Stress oder Angespanntheit?
- Schwächen Sie sich durch Extreme, indem Sie beispielsweise das Frühstück oft ausfallen lassen, dafür aber abends ordentlich viel essen, oder durch häufige Diäten?
- Belasten Sie sich mit einer Kost, die Ihnen augenscheinlich nicht guttut – leiden Sie unter Völlegefühl und

Müdigkeit nach dem Essen, Blähungen und anderen Verdauungsbeschwerden oder schneller Gewichtszunahme?

Wie schon erwähnt, treten solche Zeichen von Überlastung auf, wenn Sie beispielsweise zu viel, unregelmäßig oder zu spät oder zu häufig thermisch kalte oder zu wenig gekochte Nahrungsmittel essen. Lebensmittel können zudem auch in einer Kombination zubereitet sein, die nur schlecht verträglich ist. Sie können Speisen zu schnell verzehren und zu wenig kauen. Und einseitige Diäten und Hungerkuren sind eine besonders große Belastung.

Zu viel Information schwächt

Nicht zuletzt sind zu viele und vor allem unnötige Informationen schwächend. Das erklärt sich dadurch, dass die Organe in der chinesischen Medizin nicht nur auf der rein körperlichen Ebene in ihrer Funktion erforscht wurden und betrachtet werden. Auch die mentalen und emotionalen Bereiche werden berücksichtigt. So gesehen sind Organe wie Magen und Milz nicht nur für die Verdauung von Nahrung zuständig. Sie sorgen auch für die Trennung und Umwandlung aller nichtmateriellen Dinge, die wir wahr- und damit aufnehmen.

Alles, was wir an Eindrücken hören, sehen, fühlen, riechen und schmecken, muss also verarbeitet – verdaut – werden. Egal, welche Form der Information, ob materieller oder immaterieller Natur, alles muss verstoffwechselt werden. Aus dieser weitreichenden Betrachtungsweise wird deutlich: Alle Informationen, sei es aus der Zeitung, dem Fernsehen,

Radio oder Tischgespräch, die wir zusätzlich zur Nahrung während einer Mahlzeit aufnehmen, müssen mit verdaut werden. Das kann auf Dauer überfordern. Es ist in der heutigen informationsüberfluteten Zeit, in der zudem alles Mögliche gleichzeitig erledigt wird, nicht verwunderlich, wenn es immer mehr Menschen mit einem geschwächten Verdauungssystem und entsprechenden Beschwerden und Erkrankungen gibt.

Achtsames Essen kann heilsam sein

Achtsamkeit, und dazu gehört eben auch achtsames Essen, kann hier sehr heilsam sein.

Sie kennen es bestimmt aus eigener Erfahrung, wenn das Essen alles andere als von Achtsamkeit geprägt ist: Sie führen beispielsweise während des Essens zu Hause ein Streitgespräch oder bei Geschäftsessen schwierige Verhandlungen, Sie sitzen am Schreibtisch und essen nebenbei während der Arbeit, oder Sie lesen während des Frühstücks die neuesten schlechten Nachrichten aus der Zeitung. Diese und ähnliche Situationen schlagen Ihnen mit großer Wahrscheinlichkeit unangenehm auf den Magen und bringen unliebsame Verdauungsbeschwerden mit sich.

Die Betrachtungsweise, dass man auch Informationen, Eindrücke und die damit verbundenen Gedanken und Gefühle verdauen muss, ist übrigens auch aus westlicher Sicht nicht ganz so fremd, wie es im ersten Moment erscheinen mag. Das zeigt sich in Redewendungen wie »Das muss ich erst einmal verdauen«, wenn komplizierte Informationen oder zu viele auf einmal davon aufgenommen werden. Weitere Redewendungen sind etwa »Worte verschlingen«, »an einem Gedanken herumkauen« oder »Das ist eine eher trockene Kost«, wenn es sich um ein langweiliges Buch handelt und anderes mehr.

Die Übungen des nachfolgenden Kapitels werden Ihnen diese Zusammenhänge nochmals auf spielerische und leicht nachvollziehbare Weise vor Augen führen und begreiflich machen.

Wie achtsames Essen gelingt – 7 Tage die Woche

Die 7 Leitgedanken für achtsames Essen, Vitalität und Gelassenheit

Die nachfolgenden Empfehlungen für achtsames Essen, Vitalität und Gelassenheit sind in sieben zentralen Leitgedanken zusammengefasst. Zu Beginn jedes Leitgedankens wird das grundlegende Prinzip mit den Empfehlungen beschrieben. Die dazugehörenden Übungen fördern das Verständnis und die Umsetzung der Leitgedanken auf spielerische Weise.

Im anschließenden Rezeptteil sind einige Gerichte zusammengestellt, die Ihnen eine abwechslungsreiche Anregung geben, um die Ernährungsempfehlungen praktisch umzusetzen. Wählen Sie einfach für jeden Tag der Achtsamkeitswoche ein bis zwei Gerichte aus, die Sie kochen und essen möchten.

Am besten lässt es sich mit der Empfehlung beginnen, die für Sie am einfachsten umzusetzen ist. Dabei ist es egal, ob Sie zuerst das Mineralwasser gegen warmes Wasser austauschen, den Salat am Abend weglassen oder Ihren Konsum an Milchprodukten und Brot reduzieren. Egal, womit Sie beginnen, achten Sie während des Kochens und Essens auf eine angenehme Atmosphäre und eine achtsame innere Haltung. Dazu können Sie einzelne Übungen des 7-Tage-Programms auch wiederholt einsetzen. Auf diese Weise werden Ihnen einige der Übungen und Gedanken ganz zu eigen werden, und Sie führen sie auch über das Programm hinaus durch. Achtsamkeit und die gewünschte Neuausrichtung Ihrer Aufmerksamkeit stellen sich so nachhaltig ein.

Beginnen Sie einfach und beobachten Sie, was sich bereits während der sieben Tage des Programms in Ihrem Befinden verändert.

Die positiven Veränderungen in Ihrem Wohlbefinden werden Ihnen ausreichend Motivation und Sicherheit geben, um dann – Schritt für Schritt und ganz nach Ihrem Tempo – auch die weiteren Empfehlungen umzusetzen. Sollte Ihnen eine Empfehlung so gar nicht entsprechen, dann lassen Sie diese vorerst einfach weg. Sie können sich zu einem späteren Zeitpunkt jedoch noch einmal daran versuchen. Empfehlungen und Übungen, die zu Beginn fremd, ungewöhnlich oder als nur schwer umsetzbar erscheinen, können in einer anderen Phase der Umstellung durchaus leicht von der Hand gehen. Wie die Praxis zeigt, können oft oder gerade die anfänglich unliebsamen Empfehlungen zu besonders nützlichen Helfern werden.

Die Umsetzung der Leitgedanken braucht, wie alle Veränderungsprozesse, ausreichend Raum, und den sollten Sie sich nehmen. So viel, wie Sie ganz persönlich dafür benötigen.

Die positiven Veränderungen, die sich mit der Umsetzung der Leitgedanken bei Ihnen einstellen, können sehr unterschiedlich sein. Das hängt einerseits von der bisherigen Ernährungs- und Lebensweise und Ihrer Grundveranlagung ab. Andererseits wird es auch davon beeinflusst, wie achtsam und konsequent Sie in Ihrem Handeln sind.

Mögliche Veränderungen im Befinden können zum Beispiel sein:

- Gefühle innerer Ruhe und Ausgeglichenheit
- weniger Gedankenkreisen und sich Sorgen machen
- Gefühle von Stabilität, Geerdetsein und Vertrauen
- gute Konzentrationsfähigkeit, klare Gedanken
- Gefühl innerer Leichtigkeit
- mehr Vitalität und Kraft
- angenehm warmes Gefühl im Bauch
- Völlegefühl und Müdigkeit nach dem Essen treten nicht mehr auf
- Blähungen werden weniger oder bleiben ganz aus
- Bedürfnis nach Kaffee, schwarzem oder grünem Tee und Süßigkeiten lässt nach
- Heißhunger taucht nicht mehr auf
- Gewichtsabnahme
- guter, erholsamer Schlaf
- Schwellungen unter den Augen, an Händen oder Füßen bleiben aus
- das Bindegewebe fühlt sich fester an
- Menstruationsbeschwerden verschwinden
- Haut und Haare sind geschmeidig und nicht mehr trocken

1. Zuwendung geben und empfangen

Prinzip

Wenn die Zubereitung der Nahrung aus der achtsamen und liebevollen Zuwendung zu uns selbst und zu anderen heraus geschieht, dann fühlen wir uns wohl und beglückt. Wir sind entspannt und zufrieden. Das macht sich nicht zuletzt auch dadurch bemerkbar, dass das Essen lecker schmeckt. Was mit Liebe gekocht ist, das schmeckt besonders gut, denn »Liebe geht durch den Magen«.

Wie mit dem Kochen verhält es sich auch mit der Aufnahme der Nahrung. Liebevolle Gedanken während des Essens und eine schöne Atmosphäre lassen uns das Essen besonders gut schmecken. Denn wir sind während des Essens besonders mit dem verbunden, was wir denken und tun. So sind wir auch besonders offen für das, was um uns herum geschieht. Wir sind ja in einem Zustand der Aufnahmebereitschaft.

Und diese Aufnahmebereitschaft und Offenheit gelten eben nicht nur für das Essen. Unsere Gedanken und alles, was sonst noch um uns herum geschieht, wirken auf uns ein. In einer liebevollen Atmosphäre ist es also eine zugewandte, fürsorgliche Energie, die wir mit dem Essen aufnehmen. Genauso nehmen wir jedoch auch Ärger, Hektik, belastende Gedanken, schwerverdauliche Informationen aus der Zeitung und dem Fernsehen dabei auf. Auch das muss verdaut werden, mit all den Nachteilen, die für uns daraus erwachsen: Unwohlsein, Magendruck, Sodbrennen und andere Verdauungsbeschwerden, Müdigkeit und Schwere, um nur einige der möglichen unerwünschten Folgen zu nennen.

Übungen

Ich esse Freude
Dauer: etwa 30 Minuten

Während des Abendessens denken Sie: »Fett, Zucker, Kalorien«. Wiederholen Sie diesen Gedanken so lange immer wieder, bis Sie etwa die Hälfte Ihrer Tellerportion aufgegessen haben. Nehmen Sie danach Ihre Gefühle und Ihr körperliches Befinden wahr.

Während Sie die zweite Hälfte Ihrer Speise essen, denken

Sie fortwährend: »lecker, köstlich, welche Freude«. Wenn Ihr Teller leer ist, nehmen Sie auch hier Ihre Gefühle und Ihr körperliches Befinden wahr.

Gab es Unterschiede in den Gefühlen und im körperlichen Befinden während der ersten im Vergleich zur zweiten Hälfte der Übung? Und wenn ja, welche?

Lesen Sie die nachfolgenden Zeilen bitte erst dann, wenn Sie die Übung bereits ausgeführt und Ihre Erfahrungen damit gemacht haben.

Mit dieser Übung wird deutlich, wie sehr unsere Gedanken und unsere innere Haltung – zu dem, was wir tun, und zu uns selbst – Einfluss auf unser Befinden und letztlich auch auf die Verträglichkeit einer Speise nehmen. Während des Essens üben sie, wie bereits gesagt, eine besonders starke Wirkung auf uns aus. Das spüren wir in unserem Befinden. Es kann uns auf den Magen schlagen oder vergrößert unseren Genuss.

Würden Sie diese Übung durchführen, ohne etwas dabei zu essen, wären die Unterschiede in den Gefühlen und Ihrem körperlichen Empfinden durch die verschiedenen Gedanken weniger stark ausgeprägt. Probieren Sie es einfach aus. Sie werden feststellen, für unser Befinden ist es im besonderen Maße während des Essens von Bedeutung, welche Gedanken uns begleiten.

Die Energie des Kochs
Dauer: je nach Zubereitungsdauer
des ausgewählten Rezeptes

Für diese Übung wählen Sie eines der Rezepte aus dem Rezeptteil aus und bereiten es zu. Während der Zubereitungs- und Garzeit sagen Sie in Gedanken so oft wie möglich die beiden nachfolgenden Sätze: »Ich koche gerne. Ich koche köstlich.« Nachdem Sie das Gericht gekocht haben, nehmen Sie Ihre Gefühle und Ihr körperliches Empfinden wahr. Machen Sie sich dazu ein paar Notizen. Dann essen Sie es. Wie schmeckt es Ihnen? Welche Gefühle haben Sie gegenüber dem, was Sie essen?

Lesen Sie den nachfolgenden kurzen Text erst dann, wenn Sie die Übung vollständig durchgeführt, sich Ihre Notizen dazu gemacht und das Essen genossen haben.

Sind dies Ihre Gedanken, die Sie gewöhnlich während des Kochens haben, oder kommt Ihnen Folgendes vertraut vor: »War das wieder ein hektischer, anstrengender Tag, und jetzt auch noch kochen«, »Es muss schnell gehen«, »Kochen ist lästig«?

Mit dieser Übung wird bewusst, wie wichtig unsere innere Haltung zum Kochen ist und was wir währenddessen denken. **Gedanken sind wie Zutaten, die wir beim Kochen der Speise zufügen.**

Unsere Stimmung und der *Klang* der Speise werden maßgeblich davon beeinflusst. Das Essen schmeckt und bekommt uns gut, oder das Gegenteil ist der Fall.

Auch wenn wenig Zeit zum Kochen sein sollte und der Tag hektisch war, können wir trotzdem während des Kochens und auch des Essens unsere Gedanken auf etwas Schönes lenken. Das kommt der Harmonie und Verträglichkeit der Speise und damit uns selbst zugute.

2. Raum schaffen und loslassen

Prinzip

Raum für eine angenehme Atmosphäre während des Kochens und Essens zu schaffen macht sich also in der Verträglichkeit der Speise positiv bemerkbar. Es ist gut, wenn Sie währenddessen ganz darauf konzentriert sind, sich nicht durch Fernsehen, Radio, die Zeitung, Arbeit oder andere Dinge ablenken zu lassen und die damit verbundenen Gedanken vollkommen loszulassen. Einfach entspannen!

In einer wohltuenden Atmosphäre und einer schönen Stimmung gelingt das besonders gut. Dann kauen Sie ausgiebiger, der Sättigungseffekt ist länger anhaltend, Sie fühlen sich zufriedener, achten besser darauf, wann Sie satt sind, und nehmen wahr, welche Lebensmittel Ihnen guttun und welche nicht.

Wenn Sie Ihr Essen gut kauen, ist das eine große Erleichterung für Ihren inneren Kochtopf. Was bereits von den Zähnen zerkleinert ist, muss nicht vom Magen klein gemacht werden. Auch dieses Wissen kennen wir als Volksweisheit: »Gut gekaut ist halb verdaut.«

Achten Sie einmal darauf: Menschen, die wenig kauen, häufig bei Männern vorzufinden, leiden oftmals unter Aufstoßen und Sodbrennen nach dem Essen sowie an Magendruck. Der Magen ist sichtbar überfordert.

Im Sitzen zu essen entspannt den Verdauungstrakt. Das erleichtert ihm auch die Arbeit. Setzen Sie sich also zum Essen am besten immer hin, auch wenn es nur Kleinigkeiten sind. So schenken Sie dem Essen auch mehr Aufmerksamkeit.

Es ist entspannend, wenn Sie in Ihrem Denken und Handeln auf eine Sache konzentriert und nicht davon getrieben sind, alles Mögliche gleichzeitig zu tun. Das gilt übrigens auch für das Kochen. Wenn Sie kochen, dann kochen Sie!

Alles, was Sie tun, gewinnt an Wirkkraft, wenn Sie Ihre ganze Aufmerksamkeit darauf richten.

Übungen

Gedankenschleifen austricksen
Dauer: 2 Minuten

Beim Essen schweifen die Gedanken gerne einmal ab, und ehe wir es uns versehen, sind wir in Gedanken mit einem Menschen beschäftigt, über den wir uns geärgert haben, oder bei der Steuererklärung, die längt überfällig ist, oder bei dem wichtigen Besprechungstermin, den wir morgen mit unserer Chefin haben. Solche Gedankenschleifen während des Essens sind nicht nur unproduktiv und unbekömmlich, sie bringen uns zudem in einen unguten Gefühlszustand. Wir ärgern uns nochmals über die unangenehme Begegnung, fühlen uns schwer und müde ob der noch nicht erledigten Steuererklärung oder sind angespannt und sorgenvoll wegen des bevorstehenden Termins.

Wenn Sie sich also wieder einmal bei einer solchen Gedankenschleife ertappen, dann hilft Ihnen folgende Maßnahme, wieder ganz beim Essen zu sein und in einen gelassenen, achtsamen Zustand zu kommen:

Atmen Sie tief ein mit dem Entschluss, die unangenehmen Gedanken beim nachfolgenden Ausatem loszulassen. Schließen Sie dann die Augen und atmen Sie die belastenden Gedanken lange aus. Danach öffnen Sie wieder die Augen mit Blick auf das Essen und atmen mit ausschließlicher Hinwendung zum Essen tief ein. Danach erfolgt mit dem Ausatmen ein erleichternder Seufzer.

Diese einfache Übung vermeidet sehr effektiv, lange in einer Gedankenschleife von etwas festzuhängen, was wir während des Essens sowieso nicht lösen können und das uns das Essen nur verleidet. Je schneller Sie solche störenden Gedanken beim Essen bemerken und die Methode anwenden, desto besser. Saures Aufstoßen, Magendruck und ähnliche Beschwerden nach dem Essen werden auf diese Weise auch, ganz nebenbei, vermieden.

Falls es erforderlich sein sollte, dann wenden Sie die Maßnahme ruhig mehrmals während des Essens an.

Entspannt essen und präsent genießen
Dauer: 6 Minuten

Mit der nachfolgenden Übung bringen Sie sich innerhalb weniger Minuten in einen entspannten und präsenten Zustand. Das hilft Ihnen, auch in stressreichen Phasen und hektischen Momenten ausreichend Raum zu schaffen, um während des Essens ruhig und gelassen und auf die Speise konzentriert zu sein. Ihnen wird das Essen nicht nur gut schmecken, Sie kauen auch ausgiebiger, haben ein besseres Sättigungsempfinden und essen nicht zu viel. Damit wird die Verträglichkeit gefördert und Verdauungsbeschwerden wie Sodbrennen, Magendruck, Völlegefühl und Blähungen vorgebeugt.

Setzen Sie sich dazu an den Esstisch und schieben Sie Ihre linke Hand, mit der Handfläche nach oben zeigend, unter die linke Pobacke. Entspannen Sie die Sitzmuskulatur und spüren Sie die Fülle, die nun in Ihrer linken Hand zu spüren ist. Lassen Sie sich ganz in Ihre Hand fallen.

Bleiben Sie für etwa zwei bis drei Minuten so sitzen und ziehen Sie die Hand dann langsam weg, ohne das Gesäß dabei anzuheben. Spüren Sie den Unterschied zwischen der linken und der rechten Pobacke?

Nun verfahren Sie mit der rechten Pobacke und der rechten Hand für zwei bis drei Minuten auf die gleiche Weise. Sie können diese Übung durchführen, bevor Sie mit dem Essen beginnen, und sie auch während des Essens nochmals wiederholen, um die Wirkung nachhaltig zu verstärken. Sie können dabei ganz auf das Essen konzentriert bleiben. Durch das Sitzen auf den Händen tritt ganz von alleine eine Entspannung der Muskulatur ein, und Sie lassen los.

3. Wertschätzung geben und staunen

Prinzip

Die Wertschätzung und die Dankbarkeit, die wir anderen für ihre Zuwendung und Fürsorge entgegenbringen, kommt in gleichem Maße uns selbst zugute. Genauso verhält es sich in Bezug auf unsere Nahrungsmittel. Mit dieser Wertschätzung und Dankbarkeit Menschen und eben auch Nahrungsmitteln gegenüber ist unsere Aufmerksamkeit auf die Fülle des Lebens gerichtet. Mit dieser Blickrichtung fühlen wir uns wohl und gut versorgt. Begleitet von einem Staunen über das, was uns geschenkt wird, erkennen wir auch das Wunder und die Schönheit, die in den Dingen liegen. Ein alter Yogameister hat dies passend in etwa mit den Worten beschrieben: »Die Nahrung ist ein Liebesbrief der Schöpfung.«

Bereits ein kurzer, jedoch bewusster Moment der Dankbarkeit während des Kochens und bei jeder Nahrungsaufnahme erinnert uns an diesen Liebesbrief und stärkt unser Vertrauen, dass uns das Leben nährt.

Übungen

Ernährungsschatzkästchen
Dauer: etwa 20 Minuten

Manchmal essen wir aus Frustration, Traurigkeit, Langeweile oder aus anderen bedrückenden Gefühlen heraus und nicht aufgrund von Hunger. Danach bedauern wir das meist und fühlen uns nicht gerade besser als zuvor.

Trotz Frustration, Traurigkeit oder Langeweile gibt es immer auch etwas, worüber wir uns in genau demselben Moment freuen, worüber wir glücklich sein könnten. Wir haben es momentan nur vergessen und unsere Aufmerksamkeit auf etwas anderes gerichtet.

Auf welche Weise gelingt es Ihnen, sich innerhalb weniger Minuten in einen guten Gefühlszustand zu versetzen und diesen zu genießen?

Nehmen Sie sich dafür ein schönes Kästchen zur Hand. Geben Sie all die Dinge hinein, die Sie im Hinblick auf Kochen, Essen und Ihre Ernährungsweise an Freude oder an andere gute Gefühle wie beispielsweise Zufriedenheit, Glück und Lebenslust erinnern. Das kann ein Foto von einem schönen Essen mit Freunden sein, ein Prospekt von Ihrer Traumküche, die Visitenkarte Ihres Lieblingsrestaurants, Ihr Kinderbesteck, das Rezept von einem leckeren Menü und anderes mehr. Vielleicht ist eines dieser Dinge auch so bedeutsam für Sie, dass nur das in Ihr Schatzkästchen kommt. Eine Klientin hat beispielsweise ihr altes Kinderbesteck, ein Geschenk ihrer geliebten Großmutter, in ein solches Kästchen gelegt. Sonst war nichts darin. Das allein hatte bereits eine ausgesprochen beglückende Wirkung auf sie, und kein weiterer Gegenstand war erforderlich.

Wenn Sie Ihr Ernährungsschatzkästchen zusammengetragen haben, nehmen Sie sich fünf bis zehn Minuten Zeit, um Ihre kostbaren Schätze nacheinander zu betrachten. Nehmen Sie ausgiebig das gute Gefühl wahr, das dadurch bei Ihnen hervorgerufen wird. Genießen Sie dieses kleine Schatzkästchen häufig! Sie können es natürlich jederzeit durch weitere Schätze ergänzen.

Das gelungene Essen
Dauer: etwa 5 Minuten

Stellen Sie sich **vor** dem Frühstück für etwa fünf Minuten folgende Fragen und beantworten Sie diese, immer mit Blick auf Ihr Frühstück, ganz entspannt und gelassen. Strengen Sie sich dabei nicht an, und falls Ihnen zu einer Frage spontan nichts einfallen sollte, gehen Sie zur nächsten Frage über. Möglicherweise denken Sie in diesen fünf Minuten auch nur über eine einzige Frage nach und an einem anderen Tag über eine andere, ganz wie es Ihnen entspricht.

Die Fragen:

• Worauf möchte ich beim Essen heute im Besonderen achten?
• Worüber freue ich mich am Essen heute besonders?
• Was wertschätze ich am Essen heute im Besonderen?

Nach den fünf Minuten nehmen Sie Ihre Körperhaltung wahr. Wie fühlen Sie sich in Ihrem Körper?

Dann essen Sie Ihr Frühstück und achten auf das, worauf Sie achten wollten. Freuen Sie sich über das, worüber Sie sich freuen wollten, und wertschätzen Sie, was Sie wertschätzen wollten.

Falls Sie morgens wenig Zeit haben sollten, dann wählen Sie für diese sehr stärkende und wirkungsvolle Übung eine andere Mahlzeit aus, die Ihnen geeigneter scheint.

Wertschätzen und loben
Dauer: 1 Minute

Indem Sie sich vor jedem Essen für die Nahrung bedanken, wertschätzen Sie bewusst das, was Sie essen. Es können ein paar Worte des Dankes oder des Lobes sein, eine entsprechende Geste oder eine Art inneres Gebet. Bedanken Sie sich auch bei der Person, die die Nahrung zubereitet hat – auch wenn Sie es selbst sind. Und loben Sie das Essen ruhig mehrmals während einer Mahlzeit. Das schafft eine angenehme und wohlige Atmosphäre, die das Essen besonders gut munden lässt.

Durch diese Wertschätzung richten Sie Ihren Blick bewusst auf die Fülle in Ihrem Leben und weg von einem Aufmerksamkeitsfokus, der auf den Mangel gerichtet ist. Das macht Sie zufrieden, Sie fühlen sich genährt und vertrauen darauf, dass Sie das Leben gut versorgt.

4. Rhythmus und Regelmäßigkeit leben

Prinzip

Jedes Organ hat Tageszeiten, zu denen es in Höchstform arbeitet, und andere Zeiten, wenn es ruhe- und erholungsbedürftig ist. Unser innerer Kochtopf arbeitet morgens am besten. Abends ist er weniger gut in Form. Und während der Nacht brauchen unsere Verdauungsorgane Ruhe. Es ist daher empfehlenswert, gut zu frühstücken und abends nur wenig zu essen. Späte, üppige Mahlzeiten beeinträchtigen unser Wohlsein und wirken sich negativ auf das Körpergewicht aus. Es ist besonders abends hilfreich, Speisen zu essen, die leicht verdaut werden können. Dazu zählen gekochte, einfache Gemüse- und Getreidegerichte, vor allem in Form von Suppen.

Salate, Rohkost, Milch und Milchprodukte sowie sehr fettreiche, üppige Speisen sind dagegen gerade am Abend nicht (mehr) sonderlich gut verträglich. Viele Klienten jenseits der vierzig berichten, dass ihnen diese Lebensmittel und sehr späte große Mahlzeiten zunehmend Probleme bereiten. Nicht selten kommt es zu Magendruck, Völlegefühl, Blähungen, Müdigkeit, gestörtem Schlaf, Übelkeit und Appetitlosigkeit am nächsten Morgen sowie Trägheit und Anlaufschwierigkeiten am nächsten Tag. Von einer schnellen Gewichtszunahme einmal ganz abgesehen.

Ebenso wie ein Gericht einige Zeit gekocht werden muss, damit es nicht nur gut schmeckt, sondern auch verträglich ist, benötigt auch jede Mahlzeit eine gewisse Zeit, etwa drei bis fünf Stunden, um gut verdaut zu werden. Zwischen den Mahlzeiten etwas zu essen stört diese Umwandlung. Als Folge wird die Energiegewinnung aus der Nahrung verschlechtert und die Bildung von Feuchtigkeit begünstigt. Einfach so zwischendurch zu essen ist, als würden Sie beispielsweise ein Reisgericht kochen und eine halbe Stunde, nachdem Sie den Reis aufgesetzt haben, noch ein paar Reiskörner hinzufügen. Nach einer weiteren halben Stunde geben Sie dann nochmals einige Reiskörner dazu. Auf diese Weise wird der Kochvorgang nie wirklich ganz abgeschlossen und das Reisgericht nicht besonders lecker – während ein Teil des Reises schon gar ist, bleibt ein anderer hart. Eine schlecht verträgliche Mischung!

Unser Verdauungssystem braucht eine gewisse Regelmäßigkeit, um gut zu funktionieren. Wenn Sie häufig Diäten durchführen oder Mahlzeiten ausfallen lassen, verschlechtern Sie also dessen Funktion. Das Verdauungssystem ist nach Diäten und Unregelmäßigkeiten einfach nicht mehr gut im Training, quasi aus dem Rhythmus geraten und arbeitet weniger effektiv: Jojo-Effekt. Das gilt insbesondere, wenn das Frühstück wegfällt – eine beliebte, auf Dauer jedoch nicht erfolgreiche Methode zur Gewichtsabnahme. Wenn Sie das Frühstück ausfallen lassen, nutzen Sie die optimale Arbeitszeit Ihres inneren Kochtopfs am Morgen nicht aus. Das ist in etwa so, als würde eine Sportlerin während der Zeit ihrer höchsten Leistungsfähigkeit nicht trainieren dürfen. Auf diese Weise wird sie nie Bestleistungen vollbringen können.

Ein warmes Getreidefrühstück ist hier besonders empfehlenswert und bewirkt sehr schnell positive Veränderungen im Befinden. Probieren Sie das im Rezeptteil angegebene Getreidefrühstück mit den jeweiligen Varianten aus. Anfängliche Skepsis schlägt häufig in Begeisterung um. Auf das warme Frühstück möchten vielleicht auch Sie bald nicht mehr verzichten.

Falls Sie bislang morgens eher wenig oder gar nichts und abends viel gegessen haben, dann beginnen Sie damit, die Essmenge am Abend sukzessive zu reduzieren. Das warme Getreidefrühstück kann vorerst am späten Vormittag, quasi als frühes Mittagessen, und erst nach der benötigten Umstellungsphase am frühen Morgen gegessen werden. Sofern es erforderlich ist, kann diese Mahlzeit auch gut zur Arbeit mitgenommen werden. Sie kann idealerweise vor Ort aufgewärmt oder in einem Thermogefäß von zu Hause aus warm mitgebracht werden. Auch ungewärmt, allerdings nicht zu kalt, ist es ein Genuss.

Rhythmus und Regelmäßigkeit lassen sich durchaus mit dem Berufsalltag vereinbaren. Kochen Sie dazu Gerichte einfach für zwei Tage vor. Mit verschiedenen Beilagen kann dann variiert werden. Ein vorgekochtes Gemüsegericht essen Sie an einem Tag mit Reis, am nächsten mit Hirse, Couscous oder Quinoa. Auf diese Weise müssen Sie abends nicht erst lange kochen, sondern können direkt nach dem Nachhausekommen auf etwas Gekochtes zurückgreifen und so zudem früher zu Abend essen. Das Gleiche gilt für das warme Getreidefrühstück. Auch das kann für zwei Tage vorgekocht im Kühlschrank für Sie bereitstehen. Morgens wärmen Sie es dann nur noch auf.

Übungen

Essgewohnheiten sanft ändern
Dauer: etwa 25 Minuten

Diese Übung hilft Ihnen, unliebsame Essgewohnheiten zu verändern.

Gehen Sie dazu alle nachfolgenden Fragen durch und setzen Sie für das hier verwendete Beispiel »im Stehen essen« Ihre persönliche Essgewohnheit ein, die Ihnen hinderlich oder störend erscheint. Weitere Beispiele können sein: »unregelmäßig essen«, »viel Süßes essen«, »zu viel essen«, »spätabends essen«, »Frühstück nebenbei essen«. Notieren Sie Ihre Antworten zu den nachfolgenden Fragen auf einem Blatt Papier.

Auf diese Weise erhalten Sie interessante Informationen über die Essgewohnheit, die Sie ändern möchten, und wichtige Hinweise, wie Sie dies bewerkstelligen können.

- Benennen Sie die Essgewohnheit, die Sie stört, und geben Sie dieser einen Namen, beispielsweise »im Stehen essen«. Schreiben Sie sich den Namen auf.
- Welche Auswirkungen hat das »Im-Stehen-Essen« auf Sie und möglicherweise auch auf andere Menschen in Ihrem Umfeld? Welche Gefühle sind damit verbunden?
- Wer profitiert davon, dass Sie »im Stehen essen«?
- In welchen Situationen »essen Sie im Stehen« und in welchen nicht? Was ist im letzteren Fall anders? Versuchen Sie nicht nur rational zu erfassen, was dann anders ist, sondern fühlen Sie den Unterschied.
- Welche Faktoren begünstigen das Auftreten des unerwünschten Essverhaltens, welche wirken ihm entgegen?
- Wie erleben Sie sich und was denken Sie über sich, wenn Sie »im Stehen essen«?
- Was macht Ihnen im Hinblick auf Ihr Verhalten am meisten Sorge oder Angst?
- Gibt es Situationen, in denen Sie »im Stehen essen«, dies aber nicht als Problem empfinden?
- Was ist schön oder vorteilhaft daran, »im Stehen zu essen«?
- Welche Dinge, die Ihnen wichtig sind, werden möglich, wenn Sie »im Stehen essen«?
- Stellen Sie sich vor, das unerwünschte Essverhalten taucht

nicht mehr auf, was empfinden Sie dann und welches Symbol oder Bild drückt dieses Empfinden am passendsten aus?

Wenn Sie das nächste Mal »im Stehen essen«, machen Sie sich bewusst, dass Sie sich dazu entschieden haben, so zu handeln. Sagen Sie laut zu sich selbst: »Ich habe gerade beschlossen, ›im Stehen zu essen‹.« Beobachten Sie, wie anders Sie es nun wahrnehmen, »im Stehen zu essen«, und wie selten Sie in Zukunft noch »im Stehen essen« werden. Wenn Sie möchten, können Sie diese kleine Übung mit allen unliebsamen Gewohnheiten durchführen. Lassen Sie sich dazu für jede Gewohnheit ausreichend Zeit. Manche bedürfen einer längeren Zeitspanne, bis sie sich im positiven Sinne verändern und ihre Wirkung auf uns verlieren.

»Jetzt gönne ich mir etwas«
Dauer: 1 Minute

Kennen Sie die folgenden oder ähnliche Situationen?

Sie sind bei Freunden zum Essen eingeladen, es wird später und üppiger mit dem Essen als gewöhnlich. Vor allem das Eis zum Nachtisch würden Sie normalerweise nicht auch noch nach den beiden sehr sättigenden Gängen essen. Aber Sie denken: »Heute gönne ich mir etwas!«

Ähnlich läuft es ab, wenn wir vor einem Büfett mit vielen verschiedenen Speisen stehen. Sie essen auch etwas von dem Nudelsalat mit Mayonnaise. Sie vermuten zwar schon beim Anblick, dass er nicht sonderlich gut verträglich und zu fett für Sie ist, aber heute gönnen Sie sich das und achten nicht auf Ihre sonstigen Vorgaben und Regeln.

Im Urlaub treten solche »Jetzt gönne ich mir etwas«-Situationen besonders gerne und gehäuft auf. Sie essen beispielsweise viel Weißbrot, obwohl Sie wissen, dass Sie sich schon nach wenigen Tagen damit wie aufgedunsen fühlen. Zu Hause essen Sie es eigentlich nur äußerst selten. Aber Sie sind im Urlaub, das ist ja etwas Besonderes.

Offensichtlich verbinden wir Situationen, in denen wir uns etwas gönnen, nicht unbedingt damit, dass uns dieses *Gönnen* tatsächlich auch guttut und es ein wirklicher Genuss ist. Es scheint, als wäre dieses »Jetzt gönne ich mir etwas« unwiederbringlich mit einem »Es tut mir nicht gut« verbunden. Gönnen Sie sich wirklich etwas, wenn es Ihnen nicht guttut? Ist es nicht vielmehr ein »Über-die-Stränge-schlagen«, ein Moment, sich aus dem Alltäglichen befreien zu wollen?

Das zu tun, was wir im Alltag gewöhnlich nicht tun – außerhalb von allem Regelmäßigen zu leben –, übt eine gewisse Faszination auf uns aus. Das tut es meist nur so lange, bis uns bewusst wird, dass wir uns jederzeit frei für oder gegen etwas entscheiden können. Wir fühlen uns nur dann reglementiert und unfrei, wenn wir uns diesen Freiraum nicht schaffen. In einem vollen, routinierten Alltag kann uns diese Unachtsamkeit leicht passieren.

Wenn Sie das nächste Mal bei Freunden sind, vor einem Büfett stehen oder in den Urlaub fahren, dann führen Sie sich einfach für eine Minute klar vor Augen, dass Sie frei entscheiden können, was Sie wählen und tun. Sie dürfen sich diesen Freiraum immer und überall nehmen, um eine bewusste Entscheidung treffen zu können. Niemand treibt Sie an oder zwingt Sie zu einem bestimmten Verhalten. Sie können sich dazu entschließen, das zu tun, was Sie sonst nicht tun, mit allen möglichen Konsequenzen für Ihre Verdauung und Befindlichkeit. Schlagen Sie über die Stränge, genießen Sie es und bleiben Sie heiter dabei. Oder Sie entscheiden sich ganz bewusst dafür, das zu tun und zu essen, von dem Sie wissen, dass es Ihnen guttut. Lassen Sie auch hier alle weiteren Gedanken an das, was Sie sonst noch essen könnten, los. Genießen Sie den Augenblick!

5. Saison und Region beachten

Prinzip

Wenn Sie Gemüse und Obst entsprechend der Saison und der Region auswählen, können Sie sich gewöhnlich darauf verlassen, dass diese ausgereift und mit ihrer thermischen Wirkung genau passend für Sie sind. Darüber hinaus schmecken saisonales Obst und Gemüse aus regionalem und kontrolliert biologischem Anbau meist auch am besten. Mit einer achtsamen Auswahl unserer Lebensmittel gemäß diesem Prinzip bleiben nicht nur wir in Balance und gesund. Auch die Natur bleibt bei einer auf diese Weise praktizierten Achtsamkeit nachhaltig gesund und im Gleichgewicht.

Welches Gemüse oder Obst gerade Saison hat, können Sie in einem der Saisonkalender nachlesen, die im Internet abrufbar und auch in einigen Kochbüchern abgebildet sind. Zudem finden sich auch in Bio-Supermärkten zunehmend kleine Tafeln mit Saisonkalendern im Gemüse- und Obstbereich.

Südfrüchte sind in ihrer thermischen Wirkung kühlend oder kalt. Sie führen also zu einer Kühlung des Organismus. Sie wachsen in Ländern, in denen heiße Temperaturen vorherrschen, und sind dort genau das Richtige für Menschen, die in diesen Regionen leben. Die Natur ist einfach perfekt eingerichtet. Würden wir nicht emsig in diese natürlichen Regelkreisläufe und Prozesse eingreifen, wäre das sicherlich gesünder für Mensch und Natur. Und somit ist auch klar: Der regelmäßige Konsum von Südfrüchten belastet und überfordert viele Menschen hierzulande.

Da wundert sich so manche Liebhaberin von Südfrüchten über kalte Hände und Füße und häufiges Frieren. Bei reichlichem Dauerkonsum ist das jedoch nicht verwunderlich. Wenn dann noch eine Vorliebe für Salate, Rohkost und Milchprodukte wie Joghurt, Kefir & Co. besteht – die auch alle eher thermisch kühlend sind –, gesellt sich zu der Kälte der Extremitäten auch Kälte im Verdauungstrakt. Und das kann verschiedenste Verdauungsbeschwerden zur Folge haben.

Besonders mit dem Älterwerden, wenn viele Funktionen unseres Organismus nachlassen, ist auch das Verdauungssystem mit schwerverdaulichen Lebensmitteln und Speisen schneller überfordert als in jungen Jahren. Viele Frauen und Männer, besonders diejenigen mit Gewichtsproblemen, sind bereits ab Mitte dreißig, Anfang vierzig von einem (hohen) Konsum an rohen und thermisch kühl wirkenden Früchten überfordert.

Übungen

Das kleine Essensbetthupferl
Dauer: etwa 10 Minuten

Bevor Sie am Abend zu Bett gehen, denken Sie für zehn Minuten darüber nach, welches saisonale Lebensmittel und welcher Geschmack Sie heute besonders beglückt hat. Was haben

Sie heute, im Hinblick auf das Kochen und Essen, mit Lebensmitteln aus der Saison und Region gestalten oder genießen können?

Geben Sie sich in Gedanken auf diese Fragen die entsprechenden Antworten. Wenn Sie möchten, können Sie sich diese auch auf einem Blatt Papier aufschreiben.

Überlegen Sie danach, worauf Sie morgen bezüglich dieses Prinzips besonders achten möchten, und beschließen Sie, es auch umzusetzen. Nehmen Sie sich nicht zu viel vor, eine Sache ist ausreichend.

Mit dieser kleinen Übung lenken Sie Ihre Aufmerksamkeit auf das, was Ihnen an saisonalen und regionalen Leckereien besonders schmeckt. Das gibt Ihnen nicht nur ein angenehmes Gefühl, mit dem es sich gut einschlafen lässt. Mit dem Fokus auf das, was Sie bereits genießen und umsetzen konnten, fällt es Ihnen zudem viel leichter, die eine oder andere Sache, die Sie noch ändern möchten, mit einem guten und zuversichtlichen Gefühl anzugehen.

Wenn Sie auf das fokussiert bleiben, was nicht gut läuft, erleben Sie schnell ein Gefühl des Versagens, und die Hürde, Neues anzugehen, wird immer höher und scheint nur mit großer Kraftanstrengung überwindbar zu sein.

Lebensmittelmeditation
Dauer: 10 bis 20 Minuten

Diese Lebensmittelmeditation schult Ihre Achtsamkeit und Wahrnehmungsfähigkeit, nicht nur für den Bereich der Ernährung. Auch andere Lebensbereiche profitieren davon, und Sie (er)leben mehr Präsenz und Intensität.

Wählen Sie ein Lebensmittel aus, beispielsweise Trauben

oder einen süßen Apfel, und nehmen Sie dieses in die Hand. Betrachten Sie das Lebensmittel von allen Seiten.

- Wie ist die Form, wie sind die Farben, wie ist die Größe und die Beschaffenheit der Oberfläche?
- Riechen Sie an dem Lebensmittel. Riecht es süß, scharf, bitter oder säuerlich?

Wenn Sie das Lebensmittel ausreichend betrachtet, befühlt und gerochen haben, waschen oder schälen Sie es gegebenenfalls, und nehmen Sie es dann in den Mund und kauen Sie es langsam und ausgiebig.

- Wie ist die Konsistenz? Hart, weich, trocken, feucht?
- Wie ist der Geschmack? Süß, sauer, salzig, scharf, bitter? Nehmen Sie eine geschmackliche Veränderung während des Kauens wahr?
- Entstehen Geräusche beim Kauen des Lebensmittels, und wenn ja, welche?
- Wie fühlen Sie sich während und wie nach dem Essen? Wohlig, freudvoll, entspannt, konzentriert, unkonzentriert, voll, müde, dumpf? Fühlt es sich kalt oder eher warm im Magen und im Unterbauch an?

Achten Sie auf Ihre körperlichen und emotionalen Empfindungen und welche Gedanken und Erinnerungen Ihnen dazu in den Sinn kommen.

Sie können diese Meditation beliebig lang und oft durchführen. Wählen Sie dazu jedes Mal ein anderes Lebensmittel aus. Sie können auch Lebensmittelmeditationen zu Getränken durchführen, beispielsweise warmes Wasser im Vergleich zu Mineralwasser.

Morgens, noch bevor Sie etwas gegessen oder getrunken haben, ist die Sensitivität meist am stärksten. Die Ess- bzw.

Trinkmeditation kann jedoch auch zu jeder anderen Tageszeit durchgeführt werden, zu der Sie einige Minuten vollkommen in Ruhe auf das Lebensmittel und Ihre Empfindungen konzentriert sein können. Achtsamkeit kann Sie überallhin und zu jeder Zeit begleiten!

6. Einfachheit leben und Kostbarkeiten entdecken

Prinzip

In einer immer komplexer werdenden Welt tut es gut, sich häufiger ganz bewusst auf die einfachen Dinge und die Kostbarkeit, die in der Einfachheit liegt, zu besinnen. Das gilt auch für das Kochen und Essen. Je einfacher die Lebensmittelkombination in einer Mahlzeit ist, je weniger unnötige Zutaten enthalten sind, umso leichter lässt sie sich verdauen. Mit Einfachheit ist nicht gemeint, dass das Essen einseitig und geschmacklos ist. Vielmehr entfalten Nahrungsmittel ausgewählter Qualität ihren natürlich guten Geschmack besonders dann, wenn sie ohne überflüssige Zutaten wie Aromen, Farbstoffe, Geschmacksverstärker, Verdickungsmittel und andere Zusatzstoffe zubereitet werden. Achten Sie daher bei der Auswahl von Nahrungsmitteln auf einen guten und natürlichen Eigengeschmack. Ein wichtiger und guter Orientierungsfaktor, um die Kostbarkeit unserer Lebensmittel (wieder) zu entdecken.

Pflanzliche Lebensmittel sind für unsere Verdauungsorgane meist einfacher aufzubereiten und umzuwandeln als tierische. In ihnen steckt, um die bereits erwähnte Metapher zu nutzen, weniger kompakte, einfacher aufnehmbare und verdaubare Nahrungsinformation. Sie tun sich etwas Gutes, wenn Sie überwiegend gekochtes Getreide, Gemüse und auch etwas Hülsenfrüchte, Samen und Nüsse essen. Fleisch, Fisch und Milchprodukte sollten eher in Maßen auf dem Speiseplan vorkommen. Nutzen Sie also die Vielfalt an vorhandenen pflanzlichen Lebensmitteln und probieren Sie auch einmal Gerichte mit Ihnen bislang noch unbekannten Gemüse- und Obstsorten aus.

Insbesondere Getreide in Form des ganzen Korns genossen, hat eine besonders harmonisierende und stärkende Kraft. Entdecken Sie beispielsweise diese Kostbarkeit, die in einfachem Getreidekorn steckt.

Bei Gewichtsproblemen und vor allem mit dem Älterwerden ist es von Vorteil, mehr gekochte Getreidegerichte anstatt Brot zu essen. Brot, insbesondere aus Weizen, begünstigt die Bildung von Feuchtigkeit. Sofern Sie auf Brot nicht ganz verzichten möchten, ist feingemahlenes Roggen-, Dinkel- oder Haferbrot empfehlenswert. Besonders, wenn es vor dem Verzehr getoastet wird oder etwas abgelagert und nicht mehr ganz frisch ist. Das sind gute Maßnahmen, um der Bildung von Feuchtigkeit gezielt vorzubeugen.

Übungen

Weißt du noch ...
Dauer: etwa 30 Minuten

Die folgende Übung wird zu zweit durchgeführt.

Suchen Sie sich also eine Person aus, mit der Sie diese Übung gerne durchführen möchten. Das kann der Partner, eine Freundin oder ein Freund oder auch eine Kollegin sein. Sie können sich dazu auch telefonisch verabreden.

Jeder von Ihnen beiden nimmt sich ein Blatt Papier und einen Stift zur Hand und schreibt stichwortartig schöne Erlebnisse in Bezug auf Essen und Kochen auf, die sie oder er bislang erlebt hat. Das können auch Erfahrungen aus der Kindheit sein. Wichtig ist nur, dass sie uns noch in lebhaft schöner Erinnerung sind. Schreiben Sie mindestens sechs Erlebnisse auf.

Wenn Sie beide Ihre Notizen gemacht haben, erzählen Sie sich nacheinander gegenseitig Ihre Erlebnisse. Nehmen Sie sich ausreichend Zeit dafür, es lohnt sich!

Überlegen Sie danach für sich, was die schönen Erinnerungen ausmachen und welche Kostbarkeiten Sie darin (wieder) entdeckt haben.

Ernährungskraftquelle
Dauer: etwa 20 Minuten

Stellen Sie sich ein Lebensmittel oder eine Speise vor, die Sie mit Kraft verbinden und zu der Sie ein angenehmes Gefühl haben. Etwas, das Sie gerne, wenn vielleicht auch nicht häufig essen. Beispielsweise einen Eintopf, den es bei Ihrer Lieblingsgroßmutter gab, eine lang gekochte Fleischbrühe, ein Käsebrot, ein Pasta-Gericht, selbstgemachte Klöße, Rotkohl, ein Pilzgericht oder vielleicht auch ein Stück Käsekuchen.

Fühlen Sie sich nun mit allen Sinnen in eine Situation hinein, in der Sie diesen Leckerbissen vor sich auf dem Tisch stehen haben.

- Welches Bild sehen Sie vor Ihrem inneren Auge? Was genau und wer ist auf dem Bild?
- Ist das Bild farbig? Wenn ja, welche Farben hat es?

- Wo genau vor Ihren Augen sehen Sie das Bild? Links, rechts, oben, unten oder mittig?
- Ist das Bild dunkel oder hell?
- Hören Sie auch etwas? Vielleicht ein Geräusch, Musik, eine Stimme oder andere Laute und Klänge?
- Ist das Geräusch laut, leise, in niedrigem oder hohem Ton?
- Aus welcher Richtung genau kommt das Geräusch?
- Was fühlen Sie und wo im Körper? Wie fühlt es sich genau an?
- Ist es kühl oder warm, leicht oder intensiv?
- Erstreckt sich das Empfinden über den gesamten Körper oder ist es nur an einer Stelle?
- Bewegt sich das Empfinden im Körper?
- Riechen Sie etwas, und wenn ja, was genau?
- Wie riecht es und aus welcher Richtung kommt der Geruch?
- Was schmecken Sie, wenn Sie an den Moment denken, als Sie begonnen haben, das Lebensmittel/die Speise zu essen?
- Wie ist der Geschmack? Süß, bitter, sauer, salzig, und wo genau im Mund und auf der Zunge erleben Sie diesen Geschmack?
- Wie ist die Konsistenz? Ist sie weich, hart, knackig, trocken, feucht, krümelig?

Wenn Sie das Bild mit allen Sinnen erfasst haben, stellen Sie sich das, was Sie sehen, hören, fühlen, riechen und schmecken, vor – und zwar so intensiv wie möglich.

Sie können diese Übung dazu nutzen, die Kostbarkeit von Nahrungsmitteln, die klare, einfache und profunde Kraft, die sie uns geben, wahrzunehmen. Nutzen Sie diesen Zugang so oft Sie wollen, und genießen Sie den kraftvollen und schönen Gefühlszustand, in den Sie dadurch kommen.

7. Verträglichkeit wahrnehmen und vertrauen

Prinzip

Wenn Sie gekochte und damit teilweise schon aufbereitete Lebensmittel essen, erleichtern Sie Ihrem Magen die Arbeit. Für die Verdauung von rohen und kalten Lebensmitteln muss er und auch die nachgeschalteten Verdauungsorgane mehr Energie aufbringen. Das Feuer unter dem Kochtopf muss ordentlich geschürt werden. Diese Energie kann dann an anderer Stelle fehlen, und wir fühlen uns müde und energielos. Oder die Verdauungsarbeit wird nicht vollständig bewältigt, mit ähnlichen Folgen und zudem diversen Verdauungsbeschwerden.

Je nach Jahreszeit, Veranlagung und körperlicher Aktivität kann natürlich auch Rohkost in Maßen gegessen werden. Eher in der warmen Jahreszeit und bei guter Verträglichkeit sowie bei vermehrter körperlicher Aktivität. In der kalten Jahreszeit, bei Schwäche und bei geringer körperlicher Aktivität dagegen nur wenig.

Milch und Milchprodukte können prinzipiell gute Energielieferanten sein. Ihr Konsum kann jedoch auch schnell zur Bildung von Feuchtigkeit führen. Weniger ist auch hier mehr. Besonders mit zunehmendem Alter sind sie für viele nur schwer zu verdauen, vor allem, wenn eine eher schwache Veranlagung vorliegt. Sofern Sie dennoch gerne diese Lebensmittel essen, testen Sie, welche Milchprodukte Ihnen am besten bekommen. Morgens und mittags ist die Verträglichkeit besser als abends. Und Käse ist in der Regel leichter verdaulich als andere Milchprodukte wie beispielsweise Joghurt, Kefir und

Quark. Das gilt vor allem für Schafs- und Ziegenkäse. Wem sie schmecken, der sollte diese Sorten Kuhmilchkäse vorziehen.

Verdauungssäfte haben eine bessere Wirksamkeit, wenn sie nicht durch Getränke verdünnt werden: also besser nichts oder zumindest nur sehr wenig während einer Mahlzeit trinken. Trinken Sie hingegen etwa eine Viertelstunde vor dem Essen eine Tasse warmes Wasser, ist das durchaus förderlich. Damit wird der innere Kochtopf für das Essen vorgewärmt, und das unterstützt die Umwandlung der aufgenommenen Nahrung. Zu heiße oder zu kalte Getränke sind allerdings, unabhängig davon, wann sie getrunken werden, grundsätzlich nicht empfehlenswert, da Hitze den Magen schwächt und Kälte dessen Aktivität verlangsamt.

Lassen Sie sich bezüglich der Menge an Rohkost, Milch und Milchprodukten, der Wahl an Getränken und letztlich aller Lebensmittel am besten davon leiten, wie gut Sie diese vertragen. Sie können darauf vertrauen: Ihr Körper signalisiert Ihnen genau, ob und wie ihm etwas bekommt.

Voraussetzung dafür, all diese Signale auch wahrzunehmen, ist unsere Achtsamkeit. Unser Erfahrungswissen hilft uns dann, diese Signale auch deuten und einordnen zu können. Und in kaum einem anderen Lebensbereich ist das Erleben auf allen Sinneskanälen so gut zugänglich wie beim Essen und Trinken. Achtsames Essen und Trinken bietet ein besonders gutes Erfahrungsfeld, mit dem wir unsere Wahrnehmungsfähigkeit und unser Wissen darüber, was uns guttut und was nicht, schulen und erweitern können.

Allgemeine Ernährungsratschläge, wie die hier gemachten, können als Orientierung dienen und dazu beitragen, die Mitte für unsere innere Balance und Wahrnehmungsfähigkeit zu stärken. Unsere eigenen Erfahrungswerte und die dazu erforderliche Achtsamkeit können sie jedoch nie ersetzen.

Sensitivität schulen
Dauer: beliebig

Unbewusste Essgewohnheiten, die für Wohlsein und Vitalität unzuträglich sind, bedürfen der aktiven Wahrnehmung, damit wir sie verändern können. Mit der nachfolgenden kurzen Geschichte aus der Beratungspraxis wird Ihnen dieser Zusammenhang verdeutlicht. Es handelt sich um eine Klientin, hier Frau Rot genannt, die diese Übung durchführte und dazu folgendes Erlebnis erzählte: Eine Kollegin, die aus beruflichen Gründen sehr häufig mit Kunden essen gehen muss, klagte darüber, wie ungern sie zu solchen Essen ging. Meist würde dabei *schwerverdauliche Kost* besprochen. Sie klagte auch seit einiger Zeit über Magenprobleme, scheute sich jedoch bislang, zum Arzt zu gehen. Frau Rot sah nun ihre besagte Kollegin bei einem dieser Geschäftsessen in einem Restaurant und machte folgende Beobachtung: Ihre Kollegin war die einzige Frau in der Geschäftsrunde, was meist bei solchen Essen der Fall war. In der von Männern dominierten Runde herrschte ein auffällig schnelles Esstempo, und Frau Rot sah, wie ihre Kollegin versuchte, sich an das Esstempo anzupassen. Das führte dazu, dass sie sich schnell etwas in den Mund schob, nur ein- bis zweimal kaute und es dann hinunterschluckte, um wieder gesprächsbereit zu sein. Da Frau Rot von den Magenproblemen der Kollegin wusste, teilte sie ihr ihre Beobachtung mit. Ihre Magenschmerzen waren also das Ergebnis ihres hastigen Essverhaltens, das sie bei den Geschäftsessen an den Tag legte. Zu Hause aß sie ausgesprochen langsam, und so hatte sie sich nicht als hektische Esserin betrachtet. Jetzt, wo sie davon wusste, aß sie bei Geschäftsessen bewusst wenig und kaute viele Male, bevor sie es hinunterschluckte. Vorzugsweise bestellte sie lieber eine Suppe statt eines, wie sie bislang dachte, leicht verträglichen Salates. Das war ihr weiterhin aufgefallen, seitdem sie achtsamer aß. Sie ließ sich nicht mehr hetzen und konnte entspannter mit ihren Geschäftskunden reden. Auch die Verhandlungen bei Tisch fühlten sich gelassener an. Die Magenschmerzen verschwanden schon nach kurzer Zeit, und der anvisierte Untersuchungstermin beim Arzt war nicht mehr notwendig.

Und auch Frau Rot hatte durch ihre Beobachtung Interessantes und Hilfreiches über ihr eigenes, ganz ähnliches Essverhalten erfahren.

Wir haben sicher alle das eine oder andere Verhaltensmuster, das uns nicht guttut und das wir möglicherweise gar nicht bewusst als das unsrige ansehen. Wir haben ein anderes Bild von uns. Um Essverhaltensweisen zu erkennen, die nicht zuträglich für Sie sind, ist die nächste Übung hilfreich, und sie macht durchaus Spaß.

Beobachten Sie Menschen, die Sie nicht kennen, beim Essen. Das kann in der Kantine, im Restaurant, im Café oder an anderen öffentlichen Orten sein. Essen Sie währenddessen selbst nichts. Das wäre nicht nur für Ihre Wahrnehmungsfähigkeit unzuträglich, auch das Essen würde Ihnen nicht sonderlich gut bekommen. Erspüren Sie, wie es diesen Menschen beim Essen geht, wie zufrieden sie mit ihrer Essensweise sind und was sie möglicherweise ändern möchten. Was sind ihre Vorlieben und Abneigungen, was scheint ihnen wichtig, was unwichtig zu sein? Bleiben Sie bei all dem äußerst respektvoll und spielerisch. So können Sie mit Freude und Leichtigkeit Ihre Beobachtungsgabe für Ihre eigenen Essgewohnheiten und den Zusammenhang zwischen Essens-

weise und Befinden verbessern. Denn von Folgendem können Sie ausgehen: Was Ihnen bei anderen auffällt, hat mit sehr
großer Wahrscheinlichkeit etwas mit Ihnen selbst zu tun.

Ein Erkennen ist immer ein Wiedererkennen.

Essensfreuden-Tagebuch
Dauer: etwa 15 Minuten

Schreiben Sie Ihre im Verlauf des Programms gemachten Erfahrungen und Erkenntnisse und die bereits eingetretenen, erwünschten Veränderungen in ein kleines Ernährungstagebuch.

Fragen, die Sie hierbei leiten und unterstützen, könnten die
folgenden sein:

- Wann fühle ich mich beim Essen genährt, wohl und
  zufrieden?
- Was muss dafür gegeben sein?
- Was bereitet mir Freude, Genuss und andere schöne
  Gefühle?
- Welche Lebensmittel sind besonders lecker? Was mag ich
  an diesen im Besonderen?
- Was bedeutet mir Kochen?

Lesen Sie Ihre Notizen nach diesem letzten Programmtag
von Zeit zu Zeit immer wieder einmal durch und ergänzen Sie
spontan noch etwas Bedeutsames, Schönes, Wertvolles dazu.

Harmonisierende und vitalisierende Speisen zubereiten

Zubereitungsweise und Garmethode beachten

Zubereitungsweise und Garmethode beeinflussen die Thermik der Nahrung, deren Wirkung und Verträglichkeit. So sind für eine gute Balance vor allem die Verfahren geeignet, die sich in der *Mitte* bewegen und nur langsam und mit mäßiger Temperatur Hitze zuführen. Dazu gehören: mildes Würzen, Blanchieren, Dünsten, längeres Kochen mit wenig Flüssigkeit, Garen im Backofen und das Kochen mit viel Flüssigkeit wie bei Suppen und Eintöpfen.

Extreme, die zu viel Hitze oder zu viel Kälte innerhalb kurzer Zeit zuführen, sind nur selten einzusetzen und bei schwacher Verdauung, Gewichtsproblemen und Beschwerden besser ganz zu meiden. Dazu gehören einerseits das Frittieren, Grillen, heißes Braten in der Pfanne, Räuchern und Erhitzen in der Mikrowelle sowie scharfes Würzen. Andererseits betrifft dies das Tiefkühlen von Lebensmitteln und eisgekühlte Getränke.

Zubereitungsweise und Garmethode richten sich nach dem individuellen Bedarf und variieren je nach Jahreszeit. Kochzeiten und Wärmezufuhr sind im Frühjahr und Sommer gewöhnlich geringer als in den kälteren Jahreszeiten. Dann machen sich Aufläufe aus dem Backofen, lang gekochte Suppen und Eintöpfe besonders gut auf dem Speiseplan. Salate und Rohkost sind hingegen in der warmen Jahreszeit, vor allem in Kombination mit gekochten Speisen, besser verträglich als im Herbst oder Winter.

Die Rezepte sind auf 2 Portionen ausgerichtet. Für Suppen wurde eine Angabe von 4 Portionen gewählt, da Suppen gerne in größeren Mengen vorgekocht und gegessen werden.

Die Mengenangaben für Gewürze sind als Richtwerte anzusehen. Die geschmacklich angemessene Menge kann möglicherweise etwas höher liegen, wenn Sie eher stark gewürzte Speisen gewohnt sind. Auch die Verwendung von Gewürzen, die nicht mehr ganz so frisch und aromatisch sind, kann die erforderliche Menge an Gewürzen erhöhen. Für eine ausgewogene Thermik der Speise ist jedoch eine moderate Verwendung von Gewürzen empfehlenswert. Das ist auch bei Salz ratsam. So verstärkt beispielsweise sehr salzhaltiges Essen den Hunger auf Süßes. Wer seinen Konsum an Süßem reduzieren möchte, sollte also auch an die Reduktion von Salz denken.

Als Fett zum Kochen und Braten finden Sie häufig Ghee angegeben. Es ist sehr gut verträglich und verleiht dem Essen einen köstlichen Geschmack.

Ghee kann leicht selbst hergestellt werden, ist aber auch im Lebensmittelhandel erhältlich.

Rezepte

Gemüsegerichte

Nussiges Rote-Bete-Gemüse

2 Portionen
kräftigend und harmonisierend
Vorbereitung: 30 Min. · Garzeit: 45 Min.

- 6 Walnüsse
- 3 mittelgroße Knollen Rote Bete
- 1 EL Ghee oder Olivenöl
- 1 Msp. Rohrohrzucker
- ¼ TL schwarzer Pfeffer
- 100 ml Wasser
- 1 TL Dill, getrocknet
- Salz
- 1 kleiner saurer Apfel
- saure Sahne

Walnüsse klein hacken. Rote Bete schälen, halbieren und in dünne Scheiben schneiden.

Ghee in einen Topf geben und erhitzen. Walnüsse dazugeben und kurz anrösten. Rote Bete, Zucker, Pfeffer und Wasser hinzufügen. Alles kurz zum Kochen bringen und dann bei milder Hitze für ca. 40 Min. garen, bis die Rote Bete weich ist.

Dill und Salz einrühren. Apfel schälen, fein reiben, zugeben und alles auf kleiner Hitze für 5 Min. durchziehen lassen.

Nach Belieben zum Servieren jeweils 1 TL saure Sahne auf das Gemüse geben.

Das passt dazu:
Hirse, Reis oder Quinoa.

Zartfruchtiger Kohlrabi

2 Portionen
harmonisierend und vitalisierend
Vorbereitung: 15 Min.
Garzeit: 18 Min.

- 2 mittelgroße Kohlrabi
- 1 EL Ghee oder Olivenöl
- 1 Zwiebel
- ¼ TL Muskat
- 6 EL Wasser
- Salz
- abgeriebene Schale ½ unbehandelte Zitrone
- 1 Msp. Kaffee
- ¼ TL Kurkuma

Kohlrabi schälen, vierteln und in dünne Scheiben hobeln oder schneiden. Ghee in einen Topf geben. Zwiebel abziehen und klein hacken. Ghee erhitzen, Zwiebel zugeben und für 3 Min. anbraten.

Kohlrabi zugeben und kurz mitdünsten. Muskat, Wasser und Salz hinzufügen. Alles bei milder Hitze für 15 Min. garen, bis das Gemüse weich ist.

Zitronenschale, Kaffee und Kurkuma dazugeben. Alles gut miteinander mischen und kurz auf ausgeschalteter Herdplatte durchziehen lassen.

Variation:
Die Kohlrabi können durch Pastinake, der Kaffee durch Kakao variiert werden.

Das passt dazu:
Quinoa oder Hirse.

Würzig erfrischendes Zucchinigemüse

2 Portionen
erfrischend und vitalisierend
Vorbereitung: 10 Min.
Garzeit: 15 Min.

- 4 EL Weißbier
- ½ TL Paprika edelsüß
- 3 kleine Zucchini
- 1 EL Walnussöl
- ½ TL Senf
- ¼ TL schwarzer Pfeffer
- Salz

Weißbier und Paprika in einen Topf geben und miteinander verrühren.

Die Zucchini waschen, in dünne Scheiben hobeln oder schneiden und dazugeben. Alles kurz aufkochen und bei kleiner Hitze für ca. 15 Min. garen, bis die Zucchini weich sind.

Den Topf von der Herdplatte nehmen. Walnussöl, Senf, Pfeffer und Salz zugeben und kurz durchziehen lassen.

Variation:
Es kann auch alkoholfreies Weißbier verwendet werden.

Das passt dazu:
Kartoffeln, Dinkelbandnudeln oder Amaranth.

Raffiniertes Fenchelgemüse

2 Portionen
vitalisierend und kräftigend
Vorbereitung: 15 Min.
Garzeit: 20 Min.

- 2 mittelgroße Fenchelknollen
- 2 EL Rosinen
- ¼ TL Koriander
- 6 EL Wasser
- Salz
- 2 EL Birnensaft
- ½ TL Paprika edelsüß
- 2 EL Leinöl
- ¼ TL Muskat

Den Fenchel waschen, putzen und in dünne Streifen schneiden. In einen Topf geben und andünsten. Rosinen, Koriander, Wasser, Salz, Birnensaft und Paprika hinzufügen und bei niedriger Hitze für 20 Min. garen. Den Topf von der warmen Herdplatte nehmen.

Anschließend Leinöl unterrühren, Muskat einstreuen und kurz durchziehen lassen.

Variation:
Statt Birnensaft kann Apfelsaft verwendet werden.

Das passt dazu:
Dinkelcouscous, Hirse oder Quinoa.

Kartoffelsalat mit grünen Oliven

2 Portionen
vitalisierend
Vorbereitung: 20 Min.
Garzeit: 20 Min.

- 8 mittelgroße Kartoffeln, festkochend
- 10 grüne Oliven, ohne Kern
- 30 Blätter Basilikum
- Salz
- ½ unbehandelte Zitrone
- 1 Msp. Kakao
- 2 EL Olivenöl
- 1 EL Leinöl
- 125 g Mozzarella
- ¼ TL schwarzer Pfeffer

Die Kartoffeln waschen und in einem Topf mit Wasser für etwa 20 Min. kochen. Kartoffeln etwas abkühlen lassen, pellen und in Scheiben schneiden.

In der Zwischenzeit Oliven in dünne Scheiben schneiden und in eine Schüssel geben. Basilikum waschen, trockenschütteln, klein zupfen und ebenfalls dazufügen.

Salz einstreuen und die halbe Zitrone waschen. Die Schale abreiben und zugeben. Den Saft auspressen und in die Schüssel geben. Kakao einstreuen, Olivenöl und Leinöl zufügen.

Mozzarella in kleine Würfel schneiden und dazugeben. Pfeffer einstreuen und alles gut verrühren.

Zum Schluss die warmen Kartoffelstücke zur Sauce in die Schüssel geben und alles vorsichtig miteinander mischen. Warm oder kalt servieren.

Verfeinerter Frühstücksklassiker aus Hafer

2 Portionen
vitalisierend und harmonisierend
Vorbereitung: 10 Min.
Garzeit: 22 Min.

- 1 TL Ghee oder Butter
- 8 EL Haferflocken
- 1 Msp. Zimt
- 400 ml Wasser
- 1 großer saurer Apfel
- 1 Msp. Kurkuma
- 2 EL Rosinen
- 6 Walnüsse
- Sahne

Ghee in einen Topf geben und erhitzen. Haferflocken einstreuen und unter Rühren ca. 2 Min. anrösten. Zimt zufügen und Wasser zugießen. Alles kurz aufkochen lassen und für 15 Min. auf kleiner Hitze garen, ab und zu umrühren.

In der Zwischenzeit den Apfel waschen, entkernen, vierteln, in kleine Stückchen schneiden und zu dem fertigen Haferbrei geben. Kurkuma einstreuen und Rosinen hinzufügen. Walnüsse klein hacken und ebenfalls zugeben.

Den Haferbrei für 5 Min. auf ausgeschalteter, warmer Herdplatte durchziehen lassen. Zum Schluss nach Belieben Sahne zufügen.

Variation:
Statt Rosinen können auch getrocknete Aprikosen verwendet werden. Walnüsse können durch Haselnüsse ersetzt werden. Je nach Jahreszeit können Sie auch andere Obstsorten verwenden. Wenn Sie Hirseflocken als eine köstliche Variante verwenden möchten, dann müssen diese gut 20 bis 25 Min. köcheln.

Harmonisierendes Reisgericht

2 Portionen
harmonisierend und vitalisierend
Vorbereitung: 10 Min.
Garzeit: 40 Min.

- 1 EL Ghee oder Olivenöl
- 100 g Rundkornvollkornreis
- 50 g roter Camargue-Reis
- 2 EL Mandelblättchen
- ½ Bund Radieschen
- 300 ml Wasser
- Salz
- 1 TL Zitronensaft
- ¼ TL Paprika edelsüß
- ½ TL Honig

Ghee in einen Topf geben und erhitzen. Reis zugeben und für ca. 2 Min. anrösten. Mandelblättchen hinzufügen und für 1 Min. mitrösten. Topf von der Kochplatte nehmen.

Radieschen waschen, in dünne Scheiben hobeln und in den Topf geben. Wasser und Salz zufügen. Alles kurz aufkochen lassen und dann bei kleiner Hitze für ca. 35 Min. kochen, bis der Reis weich ist.

Zitronensaft, Paprika und Honig untermischen und noch-mals für 2 Min. durchziehen lassen.

Möhrenhirsotto

2 Portionen
harmonisierend und erfrischend
Vorbereitung: 30 Min.
Garzeit: 30 Min.

- 1 EL Ghee oder Olivenöl
- 1 große Zwiebel
- 3 mittelgroße Möhren
- 150 g Hirse
- 1 TL Rohrohrzucker
- 400 ml Gemüsebrühe
- 1 Lorbeerblatt
- Salz
- 2 EL Weißwein
- ½ Bund frische Petersilie
- 100 g Feta

Ghee in einen Topf geben. Die Zwiebel abziehen und würfeln. Möhren schälen oder mit der Gemüsebürste putzen und raspeln. Das Ghee erhitzen und die Zwiebel für 2 Min. darin dünsten. Dann die Möhren zugeben und für 2 Min. mit andünsten. Hirse zugeben und unter Rühren für ca. 3 Min. leicht anrösten.

Zucker, heiße Gemüsebrühe, Lorbeerblatt und Salz unter Rühren zugeben. Alles kurz aufkochen lassen und für ca. 20 Min. bei niedriger Hitze garen.

Weißwein dazugeben. Petersilie waschen, trockenschütteln, sehr fein hacken und unter die Hirse mischen. Feta zerbröseln und ebenfalls unterrühren. Bei milder Hitze für 3 Min. ziehen lassen.

Zum Servieren jeweils eine Portion des Hirsottos in eine kleine Schale geben, fest zusammendrücken und auf einen Teller stürzen, so dass das Hirsotto in Form einer kleinen Halbkugel serviert wird.

Variation:

Statt Weißwein können 1 TL Erdbeermarmelade und 2 EL Gemüsebrühe zusätzlich verwendet werden. Möhren können durch Staudensellerie, Zucchini oder Paprika ersetzt werden, jeweils ca. 200 g. Paprika wird dazu möglichst klein, Staudensellerie in dünne Scheiben geschnitten, und Zucchini werden geraspelt.

Vitalisierender Quinoa mit Staudensellerie

2 Portionen
vitalisierend und erfrischend
Vorbereitung: 30 Min.
Garzeit: 25 Min.

- 200 ml Wasser
- 1 Msp. Kaffee
- 80 g Quinoa
- 5 Stangen Staudensellerie
- ¼ TL schwarzer Pfeffer
- Salz
- ½ Bund Petersilie
- 1 Msp. Kaffee
- 1 EL Mandelöl
- 1 EL Sahne

Wasser in einen Topf geben und Kaffee einstreuen. Quinoa mehrmals gut mit heißem Wasser waschen und dann dazugeben.

Selleriestangen putzen, waschen, in dünne Scheiben schneiden und ebenfalls in den Topf geben. Alles zum Kochen bringen und für ca. 20 Min. bei kleiner Hitze garen.

Mit Pfeffer und Salz würzen. Die Petersilie putzen, waschen, trockenschütteln, fein hacken und hinzufügen.

Kaffee, Mandelöl und Sahne einrühren und alles nochmals für 5 Min. auf ausgeschalteter Herdplatte durchziehen lassen.

Variation:
Statt Kaffee kann Kakao verwendet werden.

Polentabällchen

ca. 55 Stück
vitalisierend
Vorbereitung: 30 Min.
Garzeit: 15 Min.
Backzeit: 45 Min.

- 600 ml Wasser
- 1 EL Zitronensaft
- ½ TL Paprika edelsüß
- 1 EL Butter
- 250 g Polenta (Maisgrieß)
- 2 Eier
- ¼ TL Muskat
- 1 EL Kräuter der Provence
- Salz
- abgeriebene Schale von ½ unbehandelten Zitrone
- 1 Msp. Paprika edelsüß
- 200 g Feta

Wasser in einen Topf geben, Zitronensaft und Paprika zufügen und zum Kochen bringen.

Butter dazugeben. Kurz warten, bis die Butter geschmolzen ist, dann den Topf kurz vom Herd nehmen. Maisgrieß unter Rühren einstreuen und bei geschlossenem Deckel für 10 Min. auf kleinster Hitze kochen lassen und gelegentlich umrühren. Danach für weitere 5 Min. auf ausgeschalteter Herdplatte ausquellen lassen.

Eier unterrühren und alles nochmals gut miteinander vermischen. Muskat, Kräuter der Provence, Salz, Zitronenschale und Paprika zugeben und alles gut durchrühren. Den Feta fein zerbröseln und unterrühren.

Masse etwas abkühlen lassen und dann kleine Bällchen im Durchmesser von ca. 2,5 cm daraus formen und diese auf ein mit Backpapier versehenes Backblech legen.

Im vorgeheizten Backofen bei 180 Grad Celsius (Umluft:

160 Grad Celsius) für 45 Min. auf der mittleren Schiene backen.

Variation:
Statt Kräutern der Provence kann Oregano verwendet werden.

Das passt dazu:
Salat oder Gemüse.

Kichererbsen mit erfrischender Minze

2 Portionen
vitalisierend und erfrischend
Vorbereitung: 15 Min.
Garzeit: 1 Std. 45 Min.

- 200 g Kichererbsen
- 750 ml Gemüsebrühe
- 1 Lorbeerblatt
- Salz
- 4 mittelgroße Tomaten
- 1 Msp. Kakao
- 1 EL Butter
- 50 mg Sahne
- ¼ TL Garam Masala
- 20 Blätter Pfefferminze

Kichererbsen über Nacht oder für 10 bis 12 Stunden tagsüber in der etwa vierfachen Menge Wasser einweichen. Einweichwasser wegschütten und Kichererbsen mit kaltem Wasser abspülen.

Kichererbsen, Gemüsebrühe und Lorbeerblatt in einen Topf geben. Alles zum Kochen bringen und für ca. 90 Min. leise kochen, bis die Kichererbsen weich sind. Lorbeerblatt entnehmen und mit Salz würzen.

Die Tomaten waschen, den Strunk entfernen, Tomaten in kleine Würfel schneiden und in den Topf dazugeben. Alles kurz aufkochen und für 10 Min. bei mittlerer Hitze kochen.

Kakao, Butter, Sahne und Garam Masala unterrühren. Minze waschen, trockenschütteln, klein zupfen und mit den restlichen Zutaten vermischen.

Auf ausgeschalteter Herdplatte für 5 Min. durchziehen lassen.

Das passt dazu:
Dinkelcouscous, Hirse, Reis oder Quinoa.

Kräftigendes Berglinsengericht

2 Portionen
kräftigend und erfrischend
Vorbereitung: 15 Min.
Garzeit: 40 Min.

- 150 g braune Berglinsen
- 400 ml Gemüsebrühe
- 300 g Blattspinat
- 1 TL Butter

- ¼ TL Garam Masala
- Salz
- 1 TL Apfelessig
- saure Sahne

Linsen waschen und in einem Topf mit der Gemüsebrühe kurz aufkochen lassen. Anschließend bei kleiner Hitze für 20 Min. garen.

In der Zwischenzeit die Spinatblätter waschen und die groben Stielansätze entfernen.

Blattspinat nach 20 Min. Kochzeit zu den Linsen geben. Alles erneut kurz zum Kochen bringen und dann bei kleiner Hitze für 20 Min. gemeinsam weitergaren.

Gegen Ende der Kochzeit kommen Butter, Garam Masala, Salz und Apfelessig hinzu.

Bei Belieben pro Portion 1 TL saure Sahne dazugeben.

Variation:
Der Spinat kann durch Mangold ausgetauscht werden.

Das passt dazu:
Basmatireis, Hirse, Kartoffeln oder Amaranth.

Weiße Bohnen – Klassiker in neuem Gewand

2 Portionen
kräftigend und erfrischend
Vorbereitung: 15 Min. · Garzeit: 1 Std. 15 Min.

- 200 g weiße Bohnen
- 1 TL Bohnenkraut, getrocknet
- 1 Zwiebel
- 700 ml Wasser
- 1 TL Apfelessig
- 1 Teebeutel milder grüner Tee
- 2 mittelgroße rote Paprikaschoten
- 2 EL Butter
- ¼ TL Koriander
- Salz

Weiße Bohnen über Nacht oder für 10 bis 12 Stunden tagsüber in der etwa vierfachen Menge Wasser einweichen. Einweichwasser wegschütten und Bohnen mit kaltem Wasser abspülen.

Weiße Bohnen und Bohnenkraut in einen Topf geben. Zwiebel abziehen und ungeschnitten ebenfalls dazugeben. Wasser eingießen, alles zum Kochen bringen und für ca. 60 Min. kochen, bis die Bohnen weich sind.

Zwiebel entnehmen und Apfelessig zugeben. Den Teebeutel für 3 Min. in der Flüssigkeit ziehen lassen und dann wieder entnehmen.

Die Paprikaschoten vom Stielansatz und von den Samenkernen befreien, waschen, in kleine Würfel schneiden und zu den Bohnen geben. Alles kurz aufkochen und für 10 Min. bei kleiner Hitze garen.

Zum Schluss Butter dazugeben und mit Koriander und Salz würzen.

Das passt dazu:
Hirse, Quinoa oder Hafer.

Feine Spargelsuppe mit Mangold

4 Portionen
kräftigend und harmonisierend
Vorbereitung: 30 Min.
Garzeit: 25 Min.

- 500 g Spargel
- 400 g Mangold
- ½ TL Koriander
- 1 l Wasser
- Salz

- 1 EL Zitronensaft
- abgeriebene Schale von ½ unbehandelten Zitrone
- ½ TL Paprika edelsüß
- 2 EL Butter

Spargel schälen, in ca. 2 cm lange Stücke schneiden und in einen Topf geben. Den Mangold waschen, Strunk abschneiden, Stiele und Blätter in dünne Streifen schneiden und ebenfalls dazugeben. Koriander, Wasser und Salz hinzufügen. Alles zum Kochen bringen und für etwa 20 Min. auf niedriger Temperatur kochen.

Zitronensaft, Zitronenschale, Paprika und Butter dazugeben, alles pürieren und für 5 Min. auf ausgeschalteter, warmer Herdplatte durchziehen lassen.

Variation:
Mangold kann durch 330 g Spinat variiert werden.

Fruchtige Kürbissuppe

4 Portionen
vitalisierend und kräftigend
Vorbereitung: 25 Min.
Garzeit: 25 Min.

- 1 kleiner Hokkaido-Kürbis
- 2 EL Ghee oder Olivenöl
- 1 große Zwiebel
- 1 Stück Ingwerwurzel, ca. 3 cm
- ½ TL Koriander
- Salz
- 1 l Wasser
- 1 TL Zitronensaft
- ¼ TL Kakao
- 200 g Feta

Den Kürbis in der Mitte teilen, mit einem Löffel die Kerne herauskratzen. Anschließend den Kürbis waschen und in Würfel schneiden.

Das Ghee in einen Topf geben. Die Zwiebel abziehen und würfeln. Den Topf erhitzen, Zwiebel dazugeben und für 3 Min. anbraten. Den Kürbis für weitere 2 Min. mit andünsten.

Ingwer schälen, fein reiben und dazugeben. Koriander, Salz, Wasser, Zitronensaft und Kakao hinzufügen. Alles kurz aufkochen und für ca. 20 bis 25 Min. köcheln, bis der Kürbis weich ist.

Die Suppe anschließend pürieren. Zum Schluss den Feta möglichst fein zerbröseln und unterrühren.

Variation:
Koriander kann durch ¼ TL schwarzer Pfeffer ersetzt werden.

Köstliche Gemüsesuppe mit Majoran

4 Portionen
vitalisierend und erfrischend
Vorbereitung: 25 Min.
Garzeit: 30 Min.

- 2 EL Ghee oder Olivenöl
- 4 große Möhren
- 3 Stangen Staudensellerie
- ½ kleiner Weißkohl
- 1 Zwiebel
- 2 TL Majoran, getrocknet

- 1½ l Wasser
- Salz
- 1 TL Apfelessig
- ½ TL Paprika edelsüß
- ½ TL Rohrohrzucker
- 1 TL Senf, scharf

Ghee in einen Topf geben. Möhren schälen oder mit der Gemüsebürste putzen und in Scheiben schneiden. Selleriestangen putzen, waschen und in dünne Scheiben schneiden. Den Strunk und die äußeren Schalen des Kohls entfernen, Kohl waschen und in dünne Streifen hobeln oder schneiden. Zwiebel abziehen.

Ghee erhitzen, das Gemüse in den Topf geben und kurz unter Rühren andünsten. Zwiebel (im Ganzen), Majoran, Wasser und Salz dazugeben. Alles zum Kochen bringen und für ca. 25 Min. garen, bis das Gemüse weich ist.

Die Zwiebel wieder entnehmen. Apfelessig zugießen, Paprika, Rohrohrzucker und Senf unterrühren und nochmals für 5 Min. auf kleiner Hitze kochen.

Endiviensalat mit Walnuss-Meerrettich-Sauce

2 Portionen
erfrischend und vitalisierend
Vorbereitung: 25 Min. · Garzeit: 10 Min.

- 3 mittelgroße Kartoffeln
- 1 kleine Zwiebel
- Wasser
- Salz
- 1 kleiner oder ½ Endiviensalat
- 100 g saure Sahne
- ½ TL Paprika edelsüß
- 3 EL Walnussöl
- 1 TL Meerrettich
- ¼ TL schwarzer Pfeffer
- Salz
- 1 EL Apfelessig

Kartoffeln schälen, waschen und in kleine Stücke schneiden. Die Kartoffeln in einen Topf geben. Zwiebel abziehen, im Ganzen zu den Kartoffeln geben und so viel Wasser angießen, dass alles gut mit Wasser bedeckt ist. Ausreichend Salz dazugeben. Alles aufkochen und für etwa 10 Min. garen, bis die Kartoffeln weich sind. In der Zwischenzeit den Salat putzen, waschen, trockenschwenken und in dünne Streifen schneiden.

Saure Sahne, Paprika, Walnussöl, Meerrettich, schwarzen Pfeffer, Salz und Apfelessig in eine Salatschüssel geben und gut miteinander verrühren.

Wenn die Kartoffeln fertig sind, Wasser abgießen und die Zwiebel entfernen. Den Salat in die Schüssel geben und mit der Salatsauce mischen.

Warme Kartoffelstücke zum Salat dazugeben, vorsichtig unterheben und sofort servieren.

Eichblattsalat mit Avocadosauce

2 Portionen
erfrischend und kräftigend
Vorbereitung: 25 Min.

- 1 EL Balsamicoessig, dunkel
- 5 schwarze Oliven, Kalamata
- ½ reife Avocado
- 1 EL frischer oder 1 TL
  getrockneter Dill
- Salz
- 1 EL Zitronensaft
- 1 kleiner Eichblattsalat

Den Essig in eine kleine Schüssel mit etwas höherem Rand geben. Die Oliven entkernen, klein schneiden und dazugeben. Die halbe Avocado schälen, entsteinen und zufügen.

Dill waschen, trocken schütteln, klein schneiden und einstreuen. Salz und Zitronensaft zugeben. Alles mit dem Mixer pürieren.

Salat putzen, waschen, trocken schwenken und in eine Salatschüssel geben. Die Salatsauce dazugeben und unter den Salat heben.

In Balance bleiben

Wie es Ihnen gelingt, über das 7-Tage-Programm hinaus in Balance zu bleiben und Ruhe und Gelassenheit sowie eine schöne Atmosphäre während des Kochens und Essens zu kultivieren, erfahren Sie auf den nachfolgenden Seiten.

Getreide stärkt die Mitte

Getreide stärkt, wie kaum ein anderes Lebensmittel, die Mitte. Es fördert in einem hohen Maß Ruhe, Gelassenheit, Klarheit und einen guten Schlaf, den wir zur Regeneration unserer Vitalkräfte brauchen.

Getreide diente schon immer für viele Menschen weltweit als wichtiges Grundnahrungsmittel und Lebensgrundlage. Auch aus westlicher, wissenschaftlicher Sicht ist Getreide, im ganzen Korn oder in Form von nur gering verarbeiteten Getreideprodukten gegessen, eines der ausgewogensten Nahrungsmittel und ausgesprochen empfehlenswert. Getreide, als volles Korn gegessen, hat die stärkste Qi aufbauende Wirkung. Eine Kost, die einen hohen Anteil an Vollgetreide enthält, trägt also maßgeblich zu unserer Vitalität bei und lässt uns mit Gelassenheit durchs Leben gehen.

Doch verhältnismäßig wenige Menschen in der westlichen Gesellschaft essen noch Vollkorngetreide in einer warmen Hauptmahlzeit, wie beispielsweise in Form eines Getreidefrühstücks. Die häufig verzehrten Frühstückszerealien wie

Cornflakes oder Weizenpops enthalten nicht mehr alle wesentlichen Bestandteile des vollen Korns. Das trifft auch auf gerne gegessene Nudeln aus Auszugsmehl und weißen Reis zu.

Sofern Sie bislang wenig Erfahrung mit dem Verzehr von Vollgetreide haben, ist es ratsam, das Getreide gut zu kauen und mit leichtverdaulichen Sorten zu beginnen. Dazu gehören insbesondere Reis, Hirse, Mais und Quinoa. Sie können zusätzlich auch Grieß oder Flocken anderer Sorten verwenden, bis sich Ihr Verdauungssystem an die neue Kost gewöhnt hat.

Ganze Getreidekörner sollten am besten über mehrere Stunden eingeweicht werden. Das ist hilfreich und verkürzt zudem die Kochzeit.

Im Allgemeinen ist Getreide, mit Ausnahme vereinzelter kühlender oder erwärmender Tendenzen, ein thermisch neutral wirkendes Lebensmittel. Wie bei allen Lebensmitteln nimmt auch hier die Zubereitungsweise Einfluss auf die thermische Wirkung. Ein Anrösten von Getreide vor dem Kochen erhöht beispielsweise die wärmende (Yang-Qualität) Wirkung.

Grundsätzlich stärken alle Getreidesorten die Mitte. Es gibt jedoch einzelne Sorten, die besonders beruhigend auf den Geist wirken, die Balance fördern oder allgemein ausgleichend und stabilisierend wirken und so eine achtsame Ernährung unterstützen. Diese Getreidesorten werden im Folgenden näher in ihrer energetischen Wirkung sowie Verwendungs- und Zubereitungsweise beschrieben.

Reis

Reis kräftigt die Milz, wirkt harmonisierend auf den Magen und belebt unsere Vitalkräfte. Durch seine beruhigende und stärkende Wirkung auf das Verdauungssystem bringt er Balance und gleicht Extreme aus.

Reis hat einen süßen Geschmack und eine neutrale Thermik. Er eignet sich gut als Beilage für ein herzhaftes oder süßes Frühstück oder auch als Nachtisch.

Zubereitung von 2 Portionen: 150 g Vollkornreis in einen Topf geben, so viel Wasser zufügen, bis es etwa einen Fingerbreit über dem Reis steht. Kurz aufkochen und für 35 bis 45 Min. bei kleiner Hitze leicht kochen lassen. Für weißen Reis wird eine Kochzeit von 15 bis 20 Min. benötigt.

Mais

Mais harmonisiert und stärkt vor allem den Magen. Er reguliert die Verdauung und ist bei Magenbeschwerden hilfreich. Das ist bei allem, was auf den Magen oder die Verdauung schlägt – wie Hektik und Stress –, sehr von Nutzen. Die beruhigende Wirkung von Mais auf Herz und Geist unterstützt darüber hinaus eine gelassene und achtsame Lebensführung.

Mais hat einen süßen Geschmack und eine neutrale Thermik. Er schmeckt köstlich als Polenta und findet auch als Süßspeise guten Anklang.

Zubereitung von 2 Portionen: ½ l Wasser in einem Topf zum Kochen bringen. 125 g Maisgrieß einrühren und kurz aufkochen lassen. Dann bei kleinster Wärmezufuhr für 10 Min. kochen. Masse gelegentlich umrühren und danach für weitere 10 Min. auf der ausgeschalteten Herdplatte quellen lassen.

Hafer

Hafer stärkt die Mitte, hat eine allgemein kräftigende und belebende Wirkung auf den Körper und fördert einen wachen Geist. Das ist bei Energiemangel und Antriebslosigkeit eine wahre Wohltat. Bei Schlafstörungen, innerer Unruhe und Hyperaktivität sollte er jedoch besser gemieden werden.

Hafer hat einen süßen und leicht bitteren Geschmack sowie eine neutrale Thermik mit einer Tendenz zur Wärme. Mit seinem leicht nussigen Aroma eignet er sich gut für Brot und Backwaren. Hafer passt ebenfalls hervorragend zu einem kräftigenden Frühstück sowie als Zutat für Suppen und Eintöpfe.

Zubereitung von 2 Portionen: 150 g Nackthafer in einen Topf geben und mit so viel Wasser übergießen, bis das Wasser etwa einen Fingerbreit über dem Hafer steht. Alles zum Kochen bringen und bei kleiner Hitze ca. 40 Min. kochen.

Weizen und Dinkel

Weizen als ganzes Korn gegessen nährt und beruhigt im Besonderen den Geist und das Herz. Das ist gut bei Nervosität, Schlaflosigkeit und innerer Unruhe, die für eine achtsame Grundstimmung nicht gerade zuträglich sind.

Diese Eigenschaft trifft auf Produkte aus raffiniertem Weizenmehl, wie Brot, Backwaren oder Nudeln, nicht zu. Zudem sorgen sie bei einigen Menschen aufgrund ihres hohen Gehaltes an Gluten, Klebereiweiß, für Unverträglichkeiten. Und nach der chinesischen Medizin können Weizenprodukte durchaus auch die Gewichtszunahme fördern.

Dinkelmehlprodukte bieten sich hier als gute Alternative an, auch wenn die beruhigende Wirkung ganzer Dinkelkörner weniger stark ausgeprägt ist als die des Weizens. Dafür stärkt er insbesondere die Mitte, baut Energie auf und ist meist weit besser verträglich als Weizen.

Dinkel ist von süßem Geschmack und neutraler Thermik. Er eignet sich, in Form von Grieß oder Flocken, vor allem als Getreide für ein warmes Frühstück. Er ist ebenso nussig wohlschmeckend in Brot, Backwaren, Nudeln sowie Aufläufen und Eintöpfen.

Zubereitung von 2 Portionen: 150 g Dinkel in einen Topf geben, 450 ml Wasser zufügen, kurz aufkochen und für ca. 60 Min. köcheln lassen. Über Nacht eingeweichte Körner brauchen etwa 30 Min. Kochzeit, mit etwas weniger Wasser.

Weizentee: als Abendtrunk für einen guten, erholsamen Schlaf, der uns einen wachen und achtsamen Tag schenken kann.

Zubereitung: 2 EL Weizenkörner auf 0,3 l Wasser, kurz in einem Topf aufkochen und auf kleiner Hitze für 20 Min. kochen lassen. Den Sud abends trinken. Die Weizenkörner können weiterverwendet werden: im Frühstück, in der Suppe, im Salat oder als Beilage eines Gemüsegerichts.

Hirse

Hirse ist wie Reis und Mais leicht verträglich und eignet sich gut für den Einstieg in die Vollgetreideküche. Das gilt besonders, wenn sie vor dem Kochen leicht angeröstet wird. Nur bei sehr schwacher Verdauung mit häufig wässrigem Stuhl ist sie zu meiden. Hirse wirkt harmonisierend und unterstützend auf die Mitte und hat eine allgemein stärkende und beruhigende Wirkung. Sie eignet sich also auch bei innerer Unruhe, Nervosität und Schlafstörungen. Durch regelmäßigen Verzehr gelangen wir wieder mehr in einen ausbalancierten und gelassenen Zustand.

Hirse hat einen süßen und ein wenig salzigen Geschmack. Ihre Thermik ist kühl. Der leicht bittere Geschmack, den Hirse aufgrund ihres Gehalts an Saponinen hat, kann durch Waschen mit heißem Wasser vor dem Kochen entfernt werden.

Hirse ist, ähnlich wie Reis, eine passende Beilage zu Gemüse, Fleisch oder Fisch. Sie eignet sich ebenso gut als Frühstücksbrei, in Form des ganzen Korns oder als Flocken.

Seit einiger Zeit wird Hirse auch wieder in Deutschland angebaut und unter anderem als frische, wohlschmeckende Hirseflocken und ganze Hirse im Handel angeboten. Es lohnt sich, auf die Herkunftsbezeichnung zu achten.

Zubereitung von 2 Portionen: 150 g Hirse gut mit heißem Wasser waschen, dann in einen Topf geben und mit so viel Wasser übergießen, bis es knapp einen Fingerbreit über der Hirse steht. Alles kurz aufkochen und bei kleinster Hitzezufuhr für 20 Min. kochen lassen. Nach dem Kochen sollte die Hirse nicht mehr umgerührt werden, so bleibt sie schön körnig.

Gerste

Gerste hat durch ihren positiven Einfluss auf die Schleimhäute einen wohltuenden und beruhigenden Effekt auf den Magen und den Zwölffingerdarm. Sie ist ausgesprochen gut geeignet bei Entzündungen in diesem Bereich, die durch Stress und unachtsames, hektisches Essen bedingt sind.

In Form von Frühstücksflocken, warm zubereitet und regelmäßig gegessen, entfaltet sie eine heilsame Wirkung und kann eine fürsorgliche, achtsame Zuwendung zu diesen stark beanspruchten Organen schulen.

Der Geschmack von Gerste ist süß und leicht salzig. Die Thermik ist kühl.

Neben Flocken zum Frühstück findet Gerste, im ganzen Korn genossen, in Suppen und Eintöpfen eine schmackhafte Verwendung.

Zubereitung von 2 Portionen: 150 g Gerste in einen Topf geben und mit so viel Wasser übergießen, bis es gut einen Fingerbreit über dem Getreide steht. Nach kurzem Aufkochen die Gerste für 60 Min. bei niedriger Hitze kochen. Bei über Nacht in Wasser eingeweichter Gerste verkürzt sich die Kochzeit auf etwa 40 Min.

Quinoa

Quinoa, die botanisch gesehen nicht zum Getreide gehört, jedoch wie dieses verwendet wird, stärkt und vitalisiert den Körper insgesamt. Sie kann uns bei körperlicher Schwäche und Kraftlosigkeit wieder mehr erden und so das Vertrauen in uns und die Welt nähren, das wir für ein achtsames Leben brauchen.

Quinoa hat einen süßen, leicht sauren Geschmack und ist von neutraler Thermik.

Sie ist vielseitig verwendbar und bereichert den Speiseplan als warmes Frühstück, in Suppen und Aufläufen oder als Beilage.

Zubereitung von 2 Portionen: 100 g Quinoa mehrmals gut mit heißem Wasser waschen, dann in einen Topf geben, mit knapp 250 ml Wasser aufkochen und bei geringer Hitzezufuhr für 15 Min. kochen. Danach für weitere 10 Min. auf der ausgeschalteten Herdplatte quellen lassen.

Ein Tag zum Leerwerden
und Loslassen

In Phasen, in denen wir uns zu angefüllt oder übervoll von den Ereignissen der letzten Tage, Wochen oder Monate fühlen, ist es gut, einen Tag auszuwählen, an dem wir uns auf das Leerwerden und Loslassen konzentrieren. Wir lassen alles los, was nicht zu uns gehört, unnötig ist und ausgeschieden werden sollte. Ein Klären und Ausscheiden auf der körperlichen Ebene schließt auch die damit verknüpften Gedanken und Emotionen ein, die wir schon längst loslassen und aufgeben wollten.

Sei es das Loslassen der zusätzlichen Kilos auf der Waage und der damit einhergehenden trüben Gedanken. Nicht zu vergessen die Müdigkeit aufgrund des schlechten Schlafes nach üppigem Essen am späten Abend. Oder seien es die in uns kreisenden, belastenden Gedanken, die wir uns um die längst fällige Steuererklärung machen, die nun schon seit Wochen auf unserem Schreibtisch liegt. Das Genervtsein und der Ärger über uns selbst, über die mangelnde Disziplin, die empfundene Antriebslosigkeit, die uns jeder Blick auf den Schreibtisch beschert hat.

Eine Form des Loslassens und Klärens auf körperlicher Ebene, die sich in der Praxis bewährt hat, ist die Durchführung eines Reis-Tages. Dazu wird für einen Tag Langkornreis, vorzugsweise Basmatireis (weiß), zusammen mit gedünstetem Gemüse oder Obst – je nach Gusto, Saison und Region – gegessen. Und zwar morgens, mittags und abends. Wichtig für eine wirkungsvolle Klärung und Ausscheidung ist, dass dem

Essen weder Fett noch Gewürze und auch kein Salz zugefügt werden.

Nach diesem Tag, bei Bedarf und guter Befindlichkeit können es auch ruhig zwei sein, fühlen Sie sich klarer und entspannter und um die eine oder andere Sache leichter. Sie sind ruhig und wach im Geiste für das, was JETZT ist.

Besonders für diejenigen, die zu einer schnellen Gewichtszunahmen Wassereinlagerungen oder sonstigen Formen der Ansammlung von *Feuchtigkeit* neigen, kann diese Maßnahme ein sinnvolles, das Wohlbefinden unterstützendes, regelmäßiges Ritual sein.

Auch Menschen, die sich als besonders durchlässig und emphatisch beschreiben, die viel aus ihrem Umfeld aufnehmen und schlecht loslassen können, hilft ein solches, regelmäßig durchgeführtes *Klärungsritual*, um die innere Balance zu wahren. Solche Wesenszüge finden sich häufig bei Menschen, die therapeutisch oder pflegend tätig sind. Ihnen hilft eine achtsame Essensweise, besonders im Sinne einer *geistigen Essenshygiene*, mit der die Ansammlung von Unnötigem schon im Vorhinein vermieden werden kann.

Ein Beispiel aus der Praxis verdeutlicht, was wir ohne geistige Essenshygiene täglich an Unnötigem ansammeln.

Ein Sozialarbeiter Anfang fünfzig, der in einer psychiatrischen Einrichtung arbeitet, kam aufgrund einer »chronisch entzündlichen Darmerkrankung« zur Beratung in die Praxis. Er war zwar durch seine bereits seit zwanzig Jahren bestehenden Verdauungsbeschwerden für die Zusammenhänge zwischen dem, was er aß, und seinen Beschwerden sensibilisiert. Für den Einfluss, wie und in welcher Atmosphäre er aß, jedoch nicht unbedingt. Er nahm regelmäßig sein Frühstück in der vollen U-Bahn auf dem Weg zur Arbeit ein und auch öfter sein Abendessen unterwegs nach Hause. In seinem Ernährungsprotokoll vermerkte er jedoch eindrucksvoll in der Spalte »Mit wem«, dass er »alleine« isst. Ihm war also gar nicht bewusst, mit Dutzenden von anderen Fahrgästen sein Frühstück einzunehmen. Damit nahm er, neben seinem Käsebrot, eben auch die umtriebige Atmosphäre, die Hektik, die Gerüche, Geräusche und Unterhaltungen während des Essens mit in sich auf. Und die mussten mit verdaut werden.

Das kann auch einen weniger sensiblen Magen und Darm auf Dauer überfordern und aus dem Gleichgewicht bringen.

Rituale sind Initialzünder
und schaffen Raum

Kleine ritualisierte Handlungen rund um das Essen, wie das beschriebene Klärungsritual, können also hilfreich sein, um in Balance zu bleiben. Rituale sind wie Initialzünder. Sie aktivieren auf einer unbewussten Ebene Denk- und Handlungsabläufe und bringen uns so ganz automatisch in die gewünschte Stimmung und innere Haltung.

Zu jedem Essen eine Kerze anzuzünden oder einige Worte des Dankes für das Essen zu sprechen, sind zwei weitere mögliche Beispiele dafür. Oder Sie stimmen sich für ein bis drei Minuten mit freudvollen, dankbaren Gedanken auf das Essen ein, bevor Sie damit beginnen. Weitere solche ritualisierte Handlungen haben Sie im Laufe des Programms kennengelernt oder auch eigene selbst entdeckt.

Rituale können uns zudem helfen, einen Essensrhythmus gemäß dem Leitgedanken »Rhythmus und Regelmäßigkeit« einzuhalten, und uns so Wohlbefinden schenken. Darüber hinaus helfen uns Rituale und Rhythmen, in der Balance zu bleiben, indem sie uns durch ihr verlässliches Wiederkehren ein Gefühl von Stabilität, Sicherheit und Harmonie geben. Regelmäßige Mahlzeiten können auf körperlicher wie geistiger Ebene stabilisieren und uns im Gleichgewicht halten. Regelmäßiges Essen muss also kein potenzieller Stressfaktor sein. Es ist vielmehr eine wichtige Quelle für Balance und Freude.

Letztlich ist die Freude an dem, was Sie tun, der beste Garant für Beständigkeit und Wohlbefinden. Freude sollte im Vordergrund Ihrer Handlungen stehen. Eben auch, und im

Besonderen, wenn es um das Kochen und Essen geht. Erinnern Sie sich immer wieder mit großer Freude an Ihre wahren Wünsche und erfüllen Sie sich diese. Es lohnt sich! Und wie sehr, erfahren Sie am nachfolgenden Beispiel für ein negatives Ritual. Ein *Belohnungsritual*, das wir in dieser oder ähnlicher Form sicher alle selbst gut kennen.

Eine Klientin Mitte fünfzig, die einen mobilen Pflegedienst betreibt, aß als Ersatz für ein warmes Mittagessen in ihrer Arbeitspause eine Rosinenschnecke im Auto. Da sie sich nicht ausreichend Zeit für ein Mittagessen ließ, wollte sie sich mit etwas, was sie sonst wegen des hohen Kalorien- und Zuckergehaltes nicht aß, für das fehlende Mittagessen belohnen. Und so war es ihr morgendliches Ritual, eine frische Rosinenschnecke in einer Bäckerei zu kaufen und sie mittags im Auto zu verspeisen. In Wahrheit war es keine wirkliche Belohnung. Sie aß die Rosinenschnecke nicht mit Genuss, sondern verschlang sie hektisch, ohne groß zu kauen und mit fehlender Aufmerksamkeit. Mit ihren Gedanken war sie währenddessen noch bei den zuvor von ihr betreuten Pflegefällen. Sie klagte über häufiges Sodbrennen, doch brachte sie das nicht mit ihrem mittäglichen Essverhalten in Verbindung.

Oftmals essen wir Lebensmittel, nicht nur aus zeitlichen Gründen, schnell nebenbei. Auch wenn wir etwas Unerlaubtes, Verbotenes essen, geschieht das gerne schnell und möglichst beiläufig und ungesehen. Genau so haben wir als Kinder einen Keks stibitzt. Den konnten wir dann auch nicht mit Ruhe und Gelassenheit essen, sondern nur schnell hinunterschlingen, bevor uns jemand damit erwischt hätte. Oberflächlich betrachtet entsteht zwar anfänglich ein schönes Gefühl. Das ist jedoch nicht von langer Dauer und kann sogar negative Gefühle wie Unzufriedenheit oder gar Frustration auslösen.

Zur Pflege eines hilfreichen, ihr Wohlbefinden unterstützenden Rituals bedankte sich die besagte Klientin kurz, jedoch bewusst, für die Essenspause in ihrem Auto und für das Essen. Dann aß sie genüsslich, in Ruhe und mit ausgiebigem Kauen. Sie führte also eine Art *Dankesritual* durch.

Idealerweise bestand das Essen nicht aus einer Rosinenschnecke, die ihr, von der hektischen Essensweise einmal ganz abgesehen, nicht wirklich guttat. Stattdessen nahm sie in einem Thermogefäß vorgekochtes, warmes Essen mit. Bevor sie das Essen genüsslich und mit Freude verspeiste, dachte sie ganz bewusst an die Fürsorge, mit der sie das Essen gekocht hatte. Daraufhin dankte sie sich für die Zeit, die sie dafür verwendet hatte, es sich gutgehen zu lassen und zu belohnen. An manchen Tagen, wenn auch selten, aß sie wieder einmal eine Rosinenschnecke. Die bescherte ihr zwar nach wie vor ein unangenehmes Gefühl im Magen, doch das erinnerte sie wieder daran, was ihr wahrhaft guttat und was sie sich wirklich wünschte.

Anker für inneres Gleichgewicht nutzen

Wie bereits erwähnt, sind wir während des Essens besonders aufnahmefähig und bereit, das an Eindrücken und Informationen aufzunehmen und auf uns einwirken zu lassen, was um uns herum geschieht. Die Sinneswahrnehmung ist verstärkt. Von daher stören uns unangenehme Geräusche oder Gerüche während des Essens weit mehr, als wenn wir nicht essen. Und auch die schlechten Nachrichten aus der Zeitung, die wir während des Frühstücks lesen, schlagen uns eher auf den Magen, als wenn wir nur die Zeitung lesen, ohne etwa dazu zu essen. Unangenehme, schlechte Nachrichten sind ja auch so schon aufwühlend genug.

Gewöhnlich laufen solche Dinge ganz unbewusst ab, solange wir nicht darauf achten und während des Essens und auch Kochens bewusst für eine angenehme Atmosphäre sorgen.

Neben all den Maßnahmen, die Sie bereits im Verlauf des 7-Tage-Programms kennengelernt haben, können Ihnen gezielt eingesetzte Anker helfen, in kurzer Zeit eine schöne und förderliche Atmosphäre zu schaffen.

Anker sind Informationsträger, durch die Gefühle und Reaktionen ausgelöst werden. Sie sehen, riechen, schmecken, fühlen oder hören etwas und reagieren automatisch mit bestimmten Gefühlen oder Handlungen darauf. Der Geruch einer Speise, die Sie gerne essen, wäre beispielsweise ein Anker, der ein freudiges Gefühl auslöst und Ihnen das Wasser im Mund zusammenlaufen lässt. Die Pinnwand in der Küche mit all Ihren To-do-Notizen wäre eher ein negativer Anker. Während Ihr Blick beim Essen darauf fällt, erinnert er Sie an all das, was noch zu erledigen ist.

Es gibt sicher eine ganze Reihe von Dingen in Ihrer Küche oder im Esszimmer, die die Atmosphäre beeinflussen, indem sie bestimmte Gefühle bei Ihnen auslösen. Es lohnt sich, den Koch- und Essbereich, auch den am Arbeitsplatz, daraufhin zu überprüfen und die Anker zu eliminieren, die negative Gefühle auslösen. Im Gegenzug können Sie bewusst neue Anker setzen, die eine für das Kochen und Essen förderliche Stimmung auslösen.

Das könnten beispielsweise Blumen auf dem Esstisch oder eine Kerze sein. Auch ein Foto aus einem Urlaub, in dem das Essen besonders lecker war. Die Tageszeitung mit dem Foto eines Flugzeugabsturzes auf der Titelseite hingegen gehört nicht auf den Esstisch oder die Küchenablage. Das Gleiche gilt für unangenehme Briefe und Rechnungen, für alle unerledigten Dinge, die auf dem Esstisch abgelegt werden, damit sie nicht in Vergessenheit geraten.

Diese kleine Maßnahme, negative Anker zu eliminieren und neue, positive gezielt im Koch- und Essbereich zu installieren, hilft Ihnen auf einfache Weise, eine angenehme Atmosphäre zu schaffen.

Wir reagieren individuell unterschiedlich auf die jeweiligen Sinneseindrücke und bevorzugen den einen oder anderen Sinneskanal. Es kann also durchaus sinnvoll sein, verschiedene Typen von Ankern

- visuell/sehen
- auditiv/hören
- olfaktorisch/riechen
- haptisch/fühlen
- gustatorisch/schmecken

für Ihr Anliegen auszuprobieren.

Zur Verdeutlichung zwei Beispiele aus der Praxis:

Eine Krebspatientin, die aufgrund einer Chemotherapie an Übelkeit litt und deshalb häufig nicht essen konnte, versuchte mit einem visuellen Anker ihren Appetit anzuregen. Sie stellte sich ein Bild von ihrer Lieblingsspeise vor, mit all den schönen Farben und Formen. Doch damit überkam sie noch mehr Übelkeit.

Die Empfehlung, einen olfaktorischen Anker zu nutzen, half ihr, wieder regelmäßiger essen zu können. Sie nutzte dazu einen Rosmarinstrauch, den sie in ihre Küche stellte, und atmete oft und gerne den Duft tief ein. Damit bekam sie wieder mehr Appetit auf das Essen. Für unterwegs hatte sie einen frischen Rosmarinzweig in der Tasche, den sie mehrmals durch ihre Hand streifte. Das aktivierte die Entfaltung des Rosmarinduftes.

Eine andere Klientin nutzte einen haptischen Anker, einen Stein, dazu, sich vor dem Essen in einen guten Gefühlszustand zu bringen. Zuvor war sie gewöhnlich direkt von ihrem Arbeitsplatz in die Kantine gehetzt und aß mit all der Hektik und noch in Gedanken an die Arbeit ihr Essen. Das ging so lange gut, bis sie, neben den Blähungen, auch noch eine Magenschleimhautentzündung bekam. Dann war ihr klar, dass sie an ihrem Essverhalten dringend etwas ändern musste.

Sie verwendete einen Stein, mit dem sie eine schöne Situation verband, als Anker. Damit versetzte sie sich unmittelbar in eine angenehme Essensatmosphäre, unabhängig davon, wo sie saß. Dazu waren gerade einmal eine Minute bewusster Konzentration und das Fühlen des Steins, den sie ungesehen in der Hand hielt, erforderlich. Hektik und Gedanken an die Arbeit blieben am Schreibtisch.

Leitgedanken in Erinnerung rufen

Häufig klagen Klienten darüber, kaum Zeit zum Kochen und für ein Essen mit ausreichend Ruhe zu haben. Der Alltag sei so voll, dass meist nur am Wochenende Zeit dazu bliebe.

Was und wie gegessen wird, ist somit nicht selten von dem Faktor Zeit mitbestimmt. Das Zeitbudget, das wir für Kochen und Essen veranschlagen, ist allerdings nicht gerade der beste Garant für eine Essensweise, die gut für uns ist. Wir essen, wenn es zeitlich gerade passt, und nicht unbedingt dann, wenn wir Hunger haben, und zudem häufig nebenbei.

Fertigprodukte und auch anderes Convenience Food sollen uns helfen, mit wenig Zeit etwas Gesundes und Schmackhaftes zu essen. Gewöhnlich enthalten solche Produkte jedoch zu viel Salz und Fett und zudem Zusatzstoffe wie Farb-, Aroma- und Konservierungsstoffe. Sie sollen dem Gericht das geben, was die verwendeten Lebensmittel nicht haben: einen guten natürlichen Eigengeschmack, ansprechende Farben, einen wohligen Geruch und eine vertraute, angenehme Konsistenz. Mit einem einfachen, leckeren Gericht aus wenigen Zutaten, das uns gut bekommt, hat das nicht mehr viel zu tun.

Wie integrieren wir Kochen und Essen im Sinne der sieben Leitgedanken beständig in unseren Alltag?

Zuerst einmal ist es dazu sinnvoll und zudem gesundheitsförderlich, eine einfache, schmackhafte Alltagsküche zu kultivieren, ganz gemäß dem Leitgedanken **»Einfachheit leben und Kostbarkeiten entdecken«**.

Rufen Sie sich diesen Leitgedanken immer wieder in Erinnerung, besonders in Momenten, in denen Sie das Gefühl haben, es wird Ihnen alles zu viel. Gerade dann können Sie sich mit einem einfachen, selbst zubereiteten Essen wieder erden und den Kopf von den Sie belastenden Gedanken frei machen. Meist gelingt das schon während des Kochens.

Denken Sie bei Ihrer Speisenauswahl häufiger an Getreide. Es ist einfach zuzubereiten und hat eine besonders harmonisierende und die Mitte stärkende Kraft. Zusammen mit einer Gemüsebeilage lässt sich auch mit wenig Zeit ein schmackhaftes Essen zubereiten. Gemüse kann dazu auch für zwei Tage vorgekocht und mit unterschiedlichen, frisch zubereiteten Getreidesorten variiert werden.

Suppen und Hülsenfruchtgerichte können ebenfalls gut an einem Abend oder am Wochenende, mit mehr freier Zeit, vorgekocht werden. Das entlastet Sie zeitlich unter der Woche, und Sie sind flexibler.

Nutzen Sie dazu die zuvor aufgeführten Rezepte, die gezielt einfach gestaltet und auch mit wenig Erfahrung schmackhaft zuzubereiten sind. Die Rezepte können auch gemäß dem Leitgedanken »**Saison und Region beachten**« variiert werden. Sie verwenden einfach andere Gemüsesorten als die in den Rezepten angegebenen, je nachdem, was gerade Saison hat. Wenn Sie zudem die vorgeschlagenen Varianten und unterschiedlichen Beilagen nutzen, haben Sie eine noch größere Auswahl an einfach zuzubereitenden Rezepten. Das ist besonders dann hilfreich, wenn Sie wenig Kochpraxis haben oder glauben, nicht gut kochen zu können. Manchmal muss nur eine erste, kleine Hürde überwunden werden. Mit etwas Erfahrung können auch Sie zu einer guten, routinierten Köchin werden, der leichtfüßig das Essen gelingt.

Und sollten Sie sich manchmal lieber bekochen lassen, als selbst zu kochen, dann muss Sie das nicht daran hindern, sich bei der Auswahl der Gerichte dennoch an den Leitgedanken zu orientieren und Achtsamkeit walten zu lassen.

Auch in kleinen Büros etabliert sich zunehmend gemeinsames oder abwechselndes Kochen im Rahmen einer einfach gehaltenen Alltagsküche. Eine gute Versorgung mit leckeren Mahlzeiten am Arbeitsplatz! Es stärkt zudem auf besondere Weise die Mitte, ganz gemäß dem Leitgedanken »**Zuwendung geben und empfangen**«. Reihum werden vorgekochte Gerichte für alle Kollegen mit ins Büro gebracht, dort aufgewärmt oder direkt in der internen Küche gemeinsam oder abwechselnd zubereitet. Wenn sich fünf Mitarbeiter daran beteiligen, muss jeder nur einmal pro Woche kochen und wird dafür die anderen Tage bekocht.

Eine Freundin hatte das beispielsweise in ihrer Abteilung eingeführt, da alle mit der Betriebskantine unzufrieden waren. Das förderte nicht nur das leibliche Wohl aller, auch Teamgeist, Gefühle der Verbundenheit, Kreativität und die Kommunikation untereinander verbesserten sich und wirkten sich positiv auf das Arbeitsergebnis aus. Darüber hinaus hatte jeder nach nur wenigen Wochen einige Kilos abgenommen, was ebenfalls zu einer belebenden Stimmung beitrug.

Für eine gute Stimmung ist selbstverständlich auch gesorgt, wenn alle Kollegen auf eine angenehme Atmosphäre während des Essens bedacht sind. Der Leitgedanke »**Raum schaffen und loslassen**« hilft dabei, sich gegenseitig humorvoll darauf aufmerksam zu machen, wenn das Gespräch bei Tisch so gar nicht munden will.

Vielleicht können auch Sie in Ihrem Betrieb einen Rahmen schaffen, in dem Kochen und Essen wieder mehr Raum und ausreichend Wertschätzung erhält. Grundsätzlich sollten wir davon ausgehen, dass so ziemlich alles möglich ist, wenn wir ein wahrhaftiges Interesse daran haben. Das gilt natürlich auch für zu Hause.

Häufig denken wir, gerade zu Hause oder als freiberuflich Tätiger sollte es machbar sein, eine achtsame und bewusste Ernährungsweise zu leben. In einem klar strukturierten Arbeitsalltag vieler fest Angestellter sind die Pausen für das Essen weitestgehend vorgegeben. Das kann durchaus im positiven Sinne eine regelmäßige und achtsame Nahrungszufuhr fördern. Bei frei gestaltbaren Tagesabläufen braucht es dafür oft sogar mehr Beherzigung der Leitgedanken **»Rhythmus und Regelmäßigkeit leben«** und **»Raum schaffen und loslassen«.**

Hier lohnt es sich besonders, von Zeit zu Zeit einen dieser Leitgedanken für einen Tag gezielt auszuwählen und die Übungen zu wiederholen. Damit aktivieren Sie das, was vielleicht im Alltag wieder verloren gegangen ist, Ihnen jedoch gutgetan hat. Sie ändern die eine oder andere unliebsame Essgewohnheit nachhaltig und erinnern sich daran, womit Sie sich wirklich etwas gönnen. Ebenso wird Ihnen wieder bewusst, wie Sie sich innerhalb kurzer Zeit mit Achtsamkeit auf das Essen konzentrieren können.

Kleine Rituale und das Installieren von Ankern helfen Ihnen spielerisch dabei, Rhythmus, Regelmäßigkeit und eine angenehme Atmosphäre zu kultivieren.

Für die nachhaltige Beherzigung des Leitgedankens **»Verträglichkeit wahrnehmen und vertrauen«** brauchen Sie nur einen kleinen, jedoch sehr präsenten *Erinnerer* daran, schon bei der Auswahl und Zubereitung der Nahrung Achtsamkeit und Fürsorge walten zu lassen.

Das kann ein farbiger Punktaufkleber auf dem Kühlschrank oder Ihrem Portemonnaie sein. Ein Foto, das in der Küche hängt, ein kleiner Stein in der Einkaufs- oder Jackentasche, eine Blume auf Ihrem Arbeitstisch oder Ähnliches. Solche Erinnerer helfen Ihnen, jederzeit bewusst auf Ihren reichhaltigen Erfahrungsschatz zurückgreifen zu können und eben das auszuwählen, was Ihnen erfahrungsgemäß gut bekommt.

Wenn Sie von Zeit zu Zeit Lust auf etwas Neues haben sollten, dann denken Sie an die Fülle des Lebens und all die *Liebesbriefe*, die uns die Natur schenkt. Das bringt Sie in eine freudige Stimmung, mit der Sie leichtfüßig und nicht aus einem Mangel heraus etwas Neues auswählen und probieren können. Und achten Sie darauf, dass Sie alles auch gut verstehen, gut verdauen können.

Ein paar wahrhaft empfundene Worte des Dankes vor jedem Essen, entsprechend dem Leitgedanken »**Wertschätzung geben und staunen**«, verleihen Ihnen die dazu notwendige Achtsamkeit. Sie schenken Ihnen Vertrauen und Freude darüber, dass Sie das Leben nährt.

Kochen und Essen bieten uns die wunderbare, regelmäßig wiederkehrende Gelegenheit, leer zu werden und staunen zu können. Das ist, gerade in einer Welt, die zunehmend von emotionalem und zeitlichem Druck sowie Konkurrenz geprägt ist, von unermesslichem Wert. Leer werden von all den Informationen, von denen wir unseren Alltag bestimmen lassen und die uns belasten können. Staunen über die Oase, die Kochen und Essen bieten kann: ein Meer voller schöner Sinneseindrücke, in das wir eintauchen und in dem wir genüsslich entspannen können.

Dank

Von Herzen danke ich Iris Kiefer und Sonja Zorn für ihre bereichernden Anregungen zu diesem Buch.

Mein ganz besonderer Dank gilt Viola Gabor für die Durchsicht des Manuskriptes und ihre konstruktiven Anmerkungen dazu.

Meiner Familie danke ich für ihre verständnisvolle, unterstützende Haltung und die Liebe, die mir wertvolle Nahrung für dieses Buch war. Ganz besonders möchte ich meiner Tochter Viktoria danken. Sie ist die beste Lehrmeisterin für Achtsamkeit, die ich mir vorstellen kann.

Andreas Klaus von Knaur MensSana danke ich für die gute, leichtfüßige und herzliche Zusammenarbeit.

Barbara Temelie

Abnehmen mit der 5-Elemente-Ernährung

Sich satt essen und genießen

Barbara Temelie beschreibt in diesem Praxisbuch einen direkten Weg zur dauerhaften Gewichtsabnahme mithilfe der genussreichen, bekömmlichen 5-Elemente-Küche. Statt eines strengen Verzichts auf gehaltvolle, sättigende Gerichte lautet das Erfolgsrezept: Herzhafte, appetitanregende Speisen stärken konsequent Ihre Organ- und Stoffwechselfunktionen, die Vitalität und das allgemeine Wohlbefinden. Dieses Konzept basiert auf der Chinesischen Medizin und ist die beste Grundlage dafür, dass Sie Ihre individuelle Idealfigur erreichen und erhalten.
Inklusive einem individuell anwendbaren Ernährungsplan, mit denen Sie Ihr Ziel erreichen können.

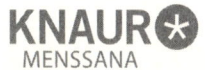

Dominik Grimm

Yogan

Veganes Leben und Yoga

LEBE GESÜNDER – LEBE YOGAN!

Dominik Grimm ist der Erfinder des ganzheitlichen Lebens-
konzepts Yogan: der natürlichen Verbindung von Yoga und
vegan. Es vermittelt ein völlig neues, frisches und gesünderes
Lebensgefühl. Anhand von Grundprinzipien der yoganen
Lebensweise zeigt er, wie man in kürzester Zeit zu mehr
Gelassenheit und mentaler Stärke kommt – und zwar allein
durch einfache Yoga-Übungen und vegane Ernährung.

Mit schnellen yoganen Superfood-Rezepten

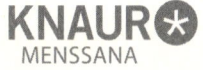

KNAUR
MENSSANA